NURSING MANUAL OF CLINICAL MEDICAL PIPELINE

临床医用管道护理手册

主审　徐晓玲

主编　秦寒枝

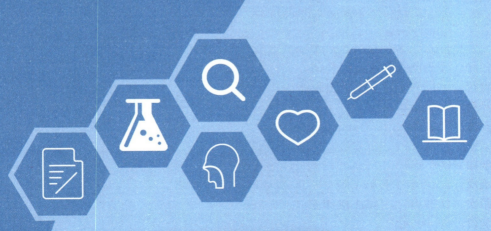

中国科学技术大学出版社

内 容 简 介

本书由中国科学技术大学附属第一医院(安徽省立医院)组织编写,目的在于对目前临床常用医用管道的护理技术进行归纳和总结,结合护理学的前沿知识,参考相关专家的研究成果、共识及指南,对临床医用管道的护理进行规范阐释。全书共分为两个部分11章,第一部分概述,阐述了医用管道的基本护理原则及护理安全管理,第二部分临床医用管道护理,分章节介绍了临床各类医用管道的用途、置入方法、观察要点、护理措施、并发症预防以及应急事件的处理。

本书以患者为中心,以专科护理技术为核心,内容全面、技术规范、图文并茂、简单易懂,兼具专业性和实用性,可作为医护人员临床实践和培训的参考书和工具书。

图书在版编目(CIP)数据

临床医用管道护理手册/秦寒枝主编. —合肥:中国科学技术大学出版社,2022.1
ISBN 978-7-312-05352-8

Ⅰ. 临…　Ⅱ. 秦…　Ⅲ. 导管治疗—护理—手册　Ⅳ. R473-62

中国版本图书馆 CIP 数据核字(2021)第 254969 号

临床医用管道护理手册
LINCHUANG YIYONG GUANDAO HULI SHOUCE

出版	中国科学技术大学出版社
	安徽省合肥市金寨路 96 号,230026
	http://press. ustc. edu. cn
	https://zgkxjsdxcbs. tmall. com
印刷	安徽联众印刷有限公司
发行	中国科学技术大学出版社
经销	全国新华书店
开本	710 mm×1000 mm　1/16
印张	16
字数	305 千
版次	2022 年 1 月第 1 版
印次	2022 年 1 月第 1 次印刷
定价	66.00 元

本书编委会

主　审　徐晓玲

主　编　秦寒枝

副主编　方　园　张振伟　孙　建　吴蓓蓓

编　委　（按姓氏笔画排序）

王　琳　王忠丽　方　园　方修娥

庄光群　庄红霞　江　琳　孙　建

孙　琳　李　玲　吴蓓蓓　汪　蕾

汪秀平　张振伟　陈荣珠　周彩平

赵德宇　秦寒枝　徐守芳　徐军霞

郭文超　崔静萍　程桂芝　鲁　琦

滕　娇

制　图　孙　建

前言 ✚

  党的十九大报告明确提出，实施健康中国战略，将维护人民健康提升到国家战略的高度。随着社会的发展，人民群众对健康的需求不断提高，医护人员在此过程中承担着重要使命，需要不断提升专业素养和技术水平。

  临床诊疗过程中，医用管道不仅是诊断治疗疾病重要的手段和不可或缺的工具，也是挽救急危重症患者的生命通道。随着医疗技术的不断发展和医用材料制作工艺的持续提高，临床医用管道使用的范围不断扩大、种类逐渐增多、涉及更多学科以及人体的更多部位，应用领域十分广泛。因此，医护人员对医用管道的临床观察和管理能力是保证其发挥正常功能的重要因素，影响着治疗方案的实施和疾病发展的转归。但目前国内医用管道相关护理知识却零星地散落在各类医学书籍中，没有形成一本完整的、系统的、有机联系的教材，不能满足广大医护人员的工作需求，制约了医用管道护理质量的提升，影响了相关专科的发展。

  为了满足医护人员的工作需求，提升临床医用管道的护理质量，进一步提高临床救治成功率，保障医疗安全，促进患者健康，我们组织中国科学技术大学附属第一医院（安徽省立医院）多学科护理专家及技术骨干，着手编撰《临床医用管道护理手册》。本书以医学专业教材为基础，参阅多学科专著文献和最新指南共识，并融汇编者多年临床经验，对医用管道的临床用途、置入方法、观察要点、护理措施、并发症预防以及应急事件的处理进行了阐述总结,在医用管道种类的选择上力求全面系统,在编写的内容上力求突出标准化、实用性,在表达方式上尽量简单易懂、图文并茂,形成了本书的主要特点,本书既可作为医学生的学习参考书,也可作为临床医护人员的实用工具书。

本书在编写、审定、出版过程中,参考了医护领域一些专家、学者的著作,得到了相关专家的大力支持,谨致衷心感谢。临床诊疗护理研究进展迅速,技术不断更新,有诸多问题尚待讨论,本书编写数易其稿,虽力求完美,但由于业务水平和知识视野有限,疏漏之处在所难免,恳请同行专家和广大读者不吝赐教,批评指正,使之在日后再版时更臻完美。

编 者

2021 年 9 月

目录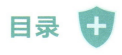

第一部分
概　述

1

第一章　临床医用管道及护理基本原则

第二章　临床医用管道安全管理制度

第一章　临床医用管道及护理基本原则

第一节　临床医用管道分类

　　临床医用管道具有不同的功能，常作为疾病诊疗、病情观察的手段和判断治疗预后的重要途径。临床医用管道的共同特点是：通过特殊的导管器械，直接进入人体内部，达到诊断和治疗疾病的目的。临床医用管道护理是临床护理的重要部分，护士在护理患者各种医用管道的过程中，观察是否准确、固定是否稳妥、处理是否及时有效均直接关系到患者疾病转归乃至生命安全。临床工作中，医用管道的一般分类方法如下：

一、根据作用不同分类

（一）监测性管道

　　这类医用管道可放置在体内，通过连接监测设备，测量生理或病理参数，而间接了解器官功能的情况，评估病情或评价疗效，如中心静脉导管、动脉置管等。部分监测性导管也兼具其他功能，如颈内静脉导管，既可作为监测中心静脉压的通路，也可作为补液通路。

（二）供给性管道

　　通过这类医用管道可将气体、液体、药物或食物等治疗性物质补充到人体内，如呼吸衰竭的患者，通过气管插管及机械通气供给含氧气体，给予呼吸支持；休克的患者，通过中心静脉通路及时快速补充液体扩充血容量，抢救伤员生命；食管手术后的患者,通过鼻肠管给予肠内营养,保障患者营养及时得到补充及促进其伤口愈合等。

(三) 排出性管道

将这类医用管道放置在功能障碍的脏器或手术伤口内,引流出气体及液体等,以观察脏器功能情况、缓解症状及促进伤口愈合,常作为治疗、判断预后的有效指标,如胃肠减压管、留置导尿管、各种伤口引流管等。以留置导尿管为例,它用以排出尿液及代谢产物,排出的尿量可用于监测评估肾功能或休克程度,也可以作为液体平衡监测指标,指导补液治疗等。

(四) 综合性管道

指同时具有监测、供给、排出等功能的医用管道,根据其治疗需要,在特定的情况下发挥不同作用。如胃管,在上消化道出血时,抽吸胃管可监测出血的速度和量,了解病情进展及治疗的效果;在患者无法经口进食时,可通过胃管鼻饲注入流质饮食,补充营养;在患者胃肠手术后用胃管连接负压吸引器,进行胃肠减压,引流积气积液,可减轻胃内压力,促进伤口愈合。

二、根据置管部位分类

临床常用的医用管道,根据其治疗用途不同,置管部位也不同。如呼吸道置管,包括经口气管插管、气管切开导管等;消化道置管,包括鼻胃管、鼻肠管、肠造瘘管等;腹腔置管,包括腹腔引流管、腹膜后引流管、腹膜透析引流管等;静脉置管,包括浅表静脉置管(如中长静脉置管)和深静脉置管(如 PICC、中心静脉置管等)。

三、按置管目的分类

(一) 输出管道和输入管道

输出管道是指将各种引流物引流至体外,提供引流数据及信息的管道。而输入管道是指将营养液、药物等物质输入体内的管道。但有时在临床中,管道具有双重目的,既可以达到输出的目的,又可以达到输入的目的。

(二) 诊断管道和治疗管道

诊断管道是为了达到诊断目的而置入的管道,治疗管道则是作为达到治疗目的而置入的管道。如心导管检查术置管就仅能达到诊断的目的,而起搏器导管则可以治疗某些慢性心律失常疾病,球囊导管可以扩张狭窄的部位,达到治疗的目的。

第二节　临床医用管道护理基本原则

护理人员对医用管道全面细致的观察和护理是保证管道功能的重要因素,也影响着治疗方案的实施效果和疾病转归。

一、保持通畅

医用管道均应该保持引流通畅,保证药物或液体供给,及时引流出液体,便于准确提供监测信息,如管道阻塞或引流不畅,可使用针对性处理措施解决,确保管道通畅,以发挥其辅助监测及诊断治疗疾病的作用。

二、妥善固定

管道置入后,根据治疗目的不同,需留置一段时间。由于管道留置导致部分患者的不耐受而拔管及医护人员操作不当引起的管道意外滑脱等,均会造成非计划拔管,影响监测和治疗。因此,所有管道均应该采取科学的方法妥善固定,保持管道在治疗位置,防止管道移位或滑脱,以保证留置管道的效果。同时加强管道安全护理的宣教,让患者及其家属知晓管道的重要性和安全管理的方法,积极参与配合,确保管道安全。

三、严密观察

责任护士应该掌握管道留置的目的、观察的要点、可能发生的并发症及防范措施,密切观察管道的引流信息,如引流量、颜色、性状等,评估管道固定的情况,评价治疗效果,严格执行交接班制度,准确观察并记录,及时汇报医生,协助后续治疗。同时,关注患者留置管道前后的病情变化及反应,及时处理各种应急情况。

四、预防感染

绝大多数医用管道需要通过有创操作置入,易导致医源性感染,所以预防感染在管道护理中显得尤为重要。医护人员应严格遵循感染防控要求,留置前,需全面评估留置管道的必要性,避免不必要的管道留置;留置管道时,应选择适当的位置、材料和方法等,遵守无菌原则,必要时可在超声技术引导下实施,提高准确度;留置期间要严密观察、严格换药、规范管理,并及时评估拔管指征,尽早拔除管道,减少医源性感染的发生。

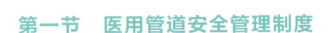

第二章　临床医用管道安全管理制度

第一节　医用管道安全管理制度

（1）对携带医疗管道的患者，进行安全风险评估，并在护士站和床单元进行预警提示。

（2）对患者和家属进行宣教，使其充分认识到预防管道滑脱的重要性，对不能进行语言交流的患者采用提示牌或写字板进行宣教。

（3）制定防范措施，妥善固定管道，每班评估记录管道的位置、引流通畅情况、引流液的性状和量，严格床旁交接班，交接管道护理信息。

（4）加强巡视，对情绪不稳定或躁动的患者，根据医嘱加强看护。

（5）根据病情及医嘱采取身体约束措施，做好护患沟通，并签署知情同意书。

（6）对于机械通气的躁动患者，评估病情，并根据医嘱使用镇静镇痛药物。

（7）医护共同动态评估病情及管道使用情况，符合拔除指征的，及时拔除。

（8）熟练掌握非计划性拔管的应急预案，常备相关设备耗材。当发生非计划性拔管时，护士根据预案采取措施，降低不良影响。

（9）发生非计划性拔管后，值班护士处理后要立即向护士长汇报，护士长24 h内报科护士长、护理部。科护士长、护理部应在48 h内给予评价和指导处理。

（10）非计划性拔管率作为护理质量敏感指标，科室及护理部每月汇总数据并反馈，归因分析，持续改进。

（11）建立非惩罚性不良事件上报制度，营造管道安全护理文化。

（12）依托信息化平台，完善医用管道安全管理措施。

（13）加强医用管道护理安全的培训和考核，不断增强安全意识和护理能力。

（14）持续完善医用管道护理规范、标准、流程及制度，定期督查，确保安全。

第二节 医用管道标识要求

医用管道标识是指为了保障医疗护理及患者安全，确保医疗信息准确传递、护理工作有序进行及护理质量有效提高，应用规范的图案和文字对管道管理中需要警示提醒的信息进行行业特征标识的总称。临床工作中，常需在同一或相邻部位同时安置不同的管道，为了规范管理不同的管道，采用标签对不同位置和不同部位的管道进行分类标示，方便护士识别观察，提高管道护理的时效性、科学性和规范性，可有效降低护理风险，确保护理安全。

一、标识材质

管道标识均采用一次性黏胶式纸质标签，具有一定的韧性，不易被撕破，兼具有防水功能，便于揭贴。如需用记号笔标记，应字迹牢固、清晰、不易被擦拭掉。

二、标识颜色

管道标识的颜色需要统一的标准：红色，常应用于输入型无菌管道，如深静脉置管、动脉置管、气管插管等；紫色，应用于各种鼻饲营养管道，如胃管、胃肠造瘘管等；黄色，应用于各种输出型引流管，如头部引流管、胸腔引流管、腹腔引流管、尿管等；蓝色，常用于各类冲洗管道，如腹腔冲洗导管、膀胱冲洗导管等；绿色，可应用于其他类型的管道。

三、粘贴位置

根据管道护理要求，规范标识粘贴位置。各类引流管、经口鼻营养管将标识对折粘贴在管道露出体外 10 cm 处，用黑色油性记号笔注明管道名称、置管日期等；各类静脉泵注药物使用管道，则分别粘贴在延长管的注射器端和三通阀端；持续冲洗管道，将标签对折粘贴在输液管茂菲氏滴管上方；特殊药物的静脉输液，标识统一粘贴在大输液袋贴药物标签的左上角;用于气管导管需持续气道湿化的管道,将标签对折粘贴在注射泵注射器或茂菲氏滴管上方。

四、规范管理

全院使用规范统一的管道标识,管道标识管理制度化,制订标识使用说明,以文字形式下发至各护理单元,组织护理人员学习,掌握标识的使用方法及管理规范。各种标识制作成易取用的卷筒状统一安装在标识架内,方便使用。手术患者的各种引流管应由手术室巡回护士在患者手术后负责粘贴完成;病房护士接待手术后患者时,应注意做好术中留置管道的信息交接、查对工作;如在病区留置管道,值班护士需及时粘贴管道标识,标注置管时间等信息。特殊药物使用时,由执行者粘贴标识。管道标识信息应及时记录并严格交接班。将管道标识管理纳入护理质量评价标准中,定期检查管道标识执行情况,并收集实施过程中的反馈,以不断完善和改进。

第三节　医用管道非计划拔管管理

一、非计划拔管率的计算

(一)定义

非计划拔管(unplanned extubation,UEX)又称意外拔管(以下均简称 UEX),是指患者有意造成或任何意外所致的拔管,即非诊疗计划范畴内的拔管。

(二)非计划拔管的范畴

(1)未经医护人员同意患者自行拔除的导管。

(2)各种原因导致的导管滑脱。

(3)因导管质量问题及导管堵塞等情况需要提前拔除的导管。

(4)发生导管相关性感染需要提前拔除的导管。

(三)非计划拔管率的计算

非计划拔管率是指统计周期内住院患者发生某导管 UEX 例次数与该导管留

置总日数的比例。计算公式如下：

$$UEX\ 率 = \frac{同期该导管\ UEX\ 例次数}{统计周期某导管留置总日数} \times 1000‰$$

计算细则：

（1）分子：统计周期内病区患者该导管 UEX 例次数。

（2）分母：统计周期内病区患者某导管留置总日数。

二、非计划拔管报告

（一）基本资料

（1）发生时间（日期及时间）＿＿＿＿＿＿＿＿＿＿

（2）病区＿＿＿＿＿＿＿＿＿＿

（3）患者信息＿＿＿＿＿＿＿＿＿＿

① 姓名＿＿＿＿＿＿＿＿＿＿

② 年龄及年龄段：□新生儿　□1～6 月　□7～12 月　□1～6 岁　□7～12 岁 □13～18 岁　□19～64 岁　□65 岁及以上　□无法确定

（4）性别：□男　□女

（5）床号＿＿＿＿＿＿＿＿＿＿

（6）住院号＿＿＿＿＿＿＿＿＿＿

（7）诊断＿＿＿＿＿＿＿＿＿＿

（二）事件资料

（1）管道名称（动脉置管、CVC 管、PICC 管、脑室引流管、气管导管、经口鼻胃肠管、胸腔引流管、腹腔引流管、T 管、切口引流管、关节腔引流管、导尿管、造瘘管、其他）。

（2）该患者本次住院非计划拔管的次数：□第 1 次　□第 2 次　□第 3 次 □≥3 次

（3）非计划拔管原因：□患者自拔　□管路滑脱　□阻塞　□感染　□材质问题　□其他

（4）是否重置：□是　□否

（5）事件发生后对患者健康的影响程度：□有伤害　□无伤害　□将近错失 □无法判定伤害严重程度　□不知道　□其他

若此事件为有伤害，请判断以下五种程度：

□死亡：造成患者死亡。

□极重度：造成患者永久性残障或永久性功能障碍（如肢障、脑伤等）。

□重度：事件造成患者伤害，除需额外的探视、评估或观察外，还需手术、住院或延长住院等处理（如骨折或气胸等需延长住院）。

□中度：事件造成患者伤害，需额外的探视、评估、观察或处置，如量血压、脉搏、血糖的次数比平常的次数多，照 X 光、抽血、验尿检查或包扎、缝合、止血治疗、1~2 剂药物治疗。

□轻度：事件虽然造成伤害，但不需或只需稍微处理，不需增加额外照护。如表皮泛红、擦伤、淤青等。

□无伤害：事件发生在患者身上，但是没有造成任何的伤害。

□将近错失：由于不经意或即时的介入，使可能发生的事件并未真正发生于患者身上。

□无法判定伤害严重程度。

□不知道。

□其他，请说明：

说明：

若此事件为将近错失，请以您的经验判断如果此事件实际发生在患者身上，将造成患者最严重的影响程度为何：

□有伤害。

□死亡：造成患者死亡。

□极重度：造成患者永久性残障或永久性功能障碍（如肢障、脑伤等）。

□重度：事件造成患者伤害，除需额外的探视、评估或观察外，还需手术、住院或延长住院等处理（如骨折或气胸等需延长住院）。

□中度：事件造成患者伤害，需额外的探视、评估、观察或处置，如量血压、脉搏、血糖之次数比平常之次数多，照 X 光、抽血、验尿检查或包扎、缝合、止血治疗、1~2 剂药物治疗。

□轻度：事件虽然造成伤害，但不需或只需稍微处理，不需增加额外照护，如表皮泛红、擦伤、淤青等。

□无伤害:事件发生在患者身上,但是没有造成任何的伤害。

(6)非计划拔管时有无约束:□是　□否

(7)非计划拔管时患者状态:□卧床时　□翻身时　□过床时　□转运时□检查时　□其他

(8)非计划拔管时患者神志:□清醒　□不清醒

(9)非计划拔管时患者是否镇静:□是　□否　□不知道

(10)非计划拔管时患者 RASS 评分(Richmond 躁动-镇静量表):

□＋4　□＋3　□＋2　□＋1　□0　□－1　□－2　□－3　□－4　□－5

□其他量表(量表名称、分值)

□未评估

(11)非计划拔管发生时当班责任护士工作年限:

□小于 1 年　□1 年≤y＜2 年　□2 年≤y＜5 年　□5 年≤y＜10 年　□10 年≤y＜20 年　□≥20 年

级别:□N1　□N2　□N3　□N4　□N5

职称:□护士　□护师　□主管护师　□副主任护师

(12)非计划拔管发生时在岗责任护士人数:_____

(13)非计划拔管发生时病区在院患者数:_____

(三) 当事人叙述整起事件经过以及您认为发生本次事件的可能原因

(报告人填写)

报告人:　　　　　　　报告时间:

（四）科室处理、分析与改进措施

（病区或科室护士长填写）

护士长：　　　　　　　　报告：

（五）不良事件评价

（科护士长填写）

科护士长：　　　　　　　　时间：

（六）持续改进措施

（护理部或护理质量管理委员会填写）

护理部或护理质量管理委员会：　　　　　　　　时间：

第二部分
临床医用管道护理

2

第三章　脑部医用管道护理

第一节　硬膜外引流管护理

硬膜外引流是为预防开颅术后发生硬膜外血肿,常规置入引流管于硬膜外,与颅骨内板相贴,外接引流器,从而引流出血性分泌物的一种治疗方法。

一、适应证

常规开颅手术后、皮瓣下出血较多、去骨瓣减压术后硬膜修补等。

二、置管目的

预防颅脑手术后产生硬膜外血肿,或脑外伤后引流出血性液体防止发生颅高压。

三、置入方法

开颅手术时置管。逐层切开头皮、颅骨和硬脑膜,清除血肿或摘除肿瘤,严密止血后关闭颅腔。缝合或修补硬脑膜,硬膜外放置引流管一根,缝扎固定于头皮上,外接引流袋,如图 3-1 所示。

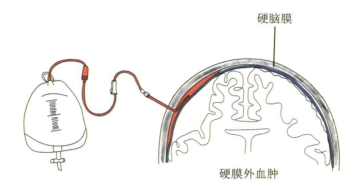

图 3-1　硬膜外引流管示意图

四、护理要点

(一) 体位

全麻未清醒时,取侧卧位或仰卧位头偏向一侧;麻醉清醒后,抬高患者头部15°~30°,使头偏向一侧,以利于颅内静脉回流及引流,减轻脑水肿。

(二) 引流装置放置

遵医嘱予以低位引流,引流袋放置位置过高不利于创面渗出液的引流,会导致压迫周围脑组织,诱发板障静脉断裂,可导致硬膜外血肿或者继发性再出血。

(三) 固定

引流管穿出头皮处缝线1~2针固定,过紧会影响引流,过松则容易脱出。躁动不安或者昏迷的患者使用约束带约束四肢,防止拉脱引流管。

(四) 观察及护理

1. 观察神志、瞳孔及生命体征

术后严密监测意识状态、瞳孔变化及生命体征变化,发现异常情况立即报告医生。

2. 观察引流液颜色、性状和量

术后初期引流液为浅红色的血性液体,以后颜色逐渐变浅。若引流液为鲜红色或量突然增加,则表示存在活动性出血,立即评估患者意识状态、肢体活动以及瞳孔的变化,同时观察生命体征有无变化,立即报告医生,常规可进行 CT 检查,确认病因并处理。

3. 观察引流管通畅情况

保持引流通畅。当发生引流不畅、患者剧烈头疼时，有颅内再出血可能，立即报告医生，必要时行 CT 检查处理。

4. 观察穿刺点情况

敷料整洁干净、无渗血渗液，局部无肿胀、发红。

5. 健康教育

术后做好患者及其家属的健康教育，说明引流管的重要性，做好管道的自我护理。

五、拔管

（一）指征

常规放置 1～2 天，最多不超过 7 天。复查头部 CT，提示颅内血肿清除达到理想标准，引流液逐渐减少时可拔除引流管。

（二）拔管后观察及护理

观察头部敷料是否清洁，若出现渗血渗液，评估出血量、颜色、性状，并报告医生，予以伤口换药或者清创缝合处理。

观察生命体征及瞳孔变化，是否出现头痛、恶心、呕吐等颅内压增高的症状。若有异常情况，立即报告医生，必要时复查头颅 CT，配合医生予非手术治疗或进行手术处理。

六、非计划拔管应急处理

引流管部分脱出不可以将其回插，应立即用无菌敷料覆盖伤口并协助医生处理。如全部脱出，处理同拔管后观察及护理。

第二节　硬膜下引流管护理

硬膜下引流管常见于慢性硬膜下血肿钻孔引流或血肿清除术，这是在硬膜和蛛网膜之间放置引流管,外接引流器,将积血积液引流至体外的一种治疗方式。

一、适应证

慢性硬膜下血肿、硬膜下积液术后需放置硬膜下引流管的患者。

二、置管目的

引流出硬膜下积血或者积液。

三、置入方法

　　血肿钻孔引流时切开头皮,在冠状缝前 2 cm 和颞上线交点处钻一个直径 1.5~2 cm 的骨窗,十字形切开硬脑膜,随着慢性或亚急性硬膜下血肿自引流管引流后,经引流管用大量生理盐水冲洗引流残余血量后,留置引流管,外接引流袋,如图 3-2 所示。

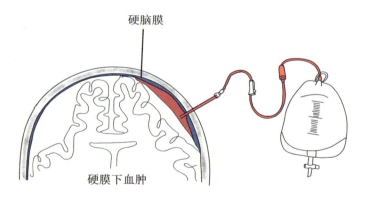

硬脑膜

硬膜下血肿

图 3-2　硬膜下引流管示意图

四、护理要点

(一) 体位
绝对卧床、平卧位,以利于脑组织的复位。

（二）引流装置放置

整个引流系统要保持无菌、密闭、通畅，引流袋要低于手术部位，可以用夹子固定在床单上，避免患者翻身时滑脱。术后 24 h 引流量超过 200 mL 者应警惕引流液为脑脊液，可根据医嘱适当调整引流袋的高度，减少引流液量。

（三）固定

引流管穿出头皮处缝线 1～2 针固定，过紧会影响引流，过松则容易脱出。躁动不安或者昏迷的患者使用约束带约束四肢，防止拉脱引流管。

（四）观察及护理

1. 观察神志、瞳孔及生命体征

术后 6 h 内严密监测意识状态、瞳孔变化及生命体征变化。如发现血压升高，瞳孔不等大，意识障碍加重，脉搏、呼吸变慢，颅内压＞180 mmH$_2$O，则为高颅压，应立即报告医生及时处理，同时备好急救药品。如因引流过度致清醒患者出现头痛、头晕、恶心、呕吐、血压下降、躁动不安，严重者出现意识障碍，生命体征显著波动，颅内压＜80 mmH$_2$O，则为低颅压，应及时进行 CT 检查，配合医生进行处理。

2. 观察引流液颜色、性状和量

术后初期引流液为浅红色的血性液体，以后颜色逐渐变浅。引流液呈鲜红色提示有活动性出血可能；引流液为无色液体时，提示有脑脊液可能；引流液中出现黄色黏液，提示颅内感染可能。若引流液突然为血性，且短时间流量增加，提示有再出血，应立即报告医生，予 CT 检查，并协助处理。

3. 观察引流管通畅情况

防止引流管受压，保持头部相对固定。在翻身或进行各项护理操作时均应该仔细检查，如果发现异常情况，应及时调整。若发现引流管堵塞，应立即报告医生，遵医嘱处理，同时密切观察患者有无头痛、恶心等颅内压增高的症状。

4. 观察穿刺点情况

严格无菌操作，穿刺点敷料外观干燥，无红肿、无渗血渗液。若患者切口持续出现渗血渗液，且渗液量逐渐增多，应立即报告医生，予伤口换药或者清创缝合。

5. 健康教育

术后做好患者及其家属的健康教育，说明引流管的重要性，做好管道的自我护理。

（五）并发症观察及护理

1. 血肿复发

严密观察患者意识、瞳孔、生命体征及肢体活动的变化，如患者头痛加剧、伴意

识障碍逐渐加重,应立即通知医生,遵医嘱用药及复查 CT,明确病情并及时处理。

2. 癫痫

遵医嘱给予抗癫痫药物口服,规律服药,不可突然停药。加强看护,患者不可单独活动,以防意外。应保持情绪稳定,避免激动。

3. 颅内感染

严格执行无菌操作,保持引流管通畅和伤口处敷料干燥,若敷料出现渗血渗液应及时更换。必要时留取引流液标本进行细菌培养及药敏试验。

4. 非计划性拔管

指导患者限制头部活动范围,翻身时要确定引流管有足够的长度,避免牵拉引流管,防止引流管脱出;为保证安全引流,对意识不清或烦躁的患者除适当使用镇静药物外,采取约束措施。约束前,必须向患者及其家属说明约束的必要性,并征得同意,以取得理解和配合。约束过程中,要做好观察与护理记录。严格交接班,定时查看引流管固定情况,必要时加强固定,保持有效性。

五、拔管

(一) 指征

严格掌握拔管指征,一般置管时间不超过 5 天。血肿基本清除,无颅内压增高症状,术后 48 h 复查 CT,无明显中线结构移位及脑受压表现,可考虑拔除。

(二) 拔管方法

拔管时用手指紧压导管在皮下行经的通道,以免空气逸入颅内。若引流管处有空气存在,可用注射器轻轻抽吸,边抽边退,待引流管完全拔除后,立即结扎缝合伤口,最后用消毒敷料覆盖。

(三) 拔管后观察及护理

观察切口敷料及伤口渗血渗液情况,观察神志、瞳孔、生命体征变化,患者是否有颅内压升高的症状等。

六、非计划拔管应急处理

引流管部分脱出不可以将其回插,应立即用无菌敷料覆盖伤口并协助医生处理。如全部脱出,处理同拔管后观察及护理。

第三节　脑室引流管护理

脑室引流是指经颅骨钻孔或者锥孔行脑室穿刺放入引流管,将超过正常容量的脑脊液排出脑室外,以降低颅内压力的技术。

一、适应证

急性脑积水、脑室内出血、颅后窝巨大占位手术前减压等需留置脑室外引流管者。

二、禁忌证

硬脑膜下积脓或脑脓肿、脑血管畸形、弥散性脑肿胀、脑水肿及脑室过小等。

三、置管目的

(1) 减少和清除脑室内血液成分,减轻血性脑脊液的刺激作用。
(2) 减少和调节脑脊液在颅内的容量,降低和稳定颅内压。
(3) 阻断颅内压增高的恶性循环,可缓解急性梗阻性脑积水。
(4) 脑室穿刺引流术可使患者减少或无需脱水剂的治疗,避免脱水剂引起的水、电解质紊乱和肾功能损害等并发症的发生。

四、置入方式

(一) 脑室前角穿刺

仰卧,眉间中点向后 10～12 cm(或发际后 2.5 cm),中线旁 2.5 cm 处矢状切开头皮直至颅骨(紧急情况下以颅锥直接钻孔),用手摇钻钻孔,切开硬脑膜,穿刺针与矢状面平行,向双侧外耳道假想连线穿刺,深达 4～5 cm 即到脑室前角,拔出管芯见脑脊液流出,留置硅胶导管引流,如图 3-3 所示。

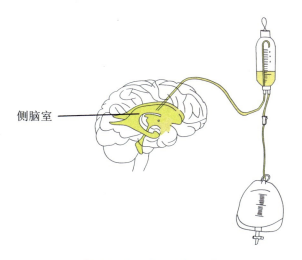

侧脑室

图 3-3　脑室引流管示意图

(二) 脑室枕角穿刺

枕外粗隆上 6 cm、中线旁开 3 cm 处切开头皮并钻孔，切开硬脑膜，穿刺针头平行矢状面略偏内，穿刺 4～5 cm 即进入侧脑室后角，再往里送 3～4 cm，深约 9 cm。

(三) 脑室颞角穿刺

在耳轮最高点以上 1 cm 后 3 cm 处作皮肤小切口，钻孔并切开硬脑膜后，穿刺针垂直刺入 4～5 cm 即进入侧脑室颞角。(此术式目前临床使用较少)

(四) 幼儿前囟穿刺

在前囟两外角(距中线 1.5～2 cm)，针头垂直刺入深 3～4 cm 即可穿入到脑室。

五、护理要点

(一) 体位

绝对卧床休息，抬高床头 15°～30°，摇高或者降低床头时，应及时调整引流管的高度。

(二) 引流装置放置

平卧位时，抬高距前额上 5～10 cm (以引流瓶内弯曲管下端为零点，以确保维持正常颅内压)；侧卧位时，以正中矢面为基线，高出 12～15 cm。超过 20 cm 可能引起引流不畅，无法达到降低颅内压作用；低于 10 cm，可能引起引流过多，造成颅内压降低,导致脑室内出血等情况。

(三)固定

引流管穿出头皮处缝线1～2针固定,并用胶带做二次固定,松紧适宜,保持引流管不受力,防止脱出。躁动不安或者昏迷的患者应使用约束带约束四肢,防止拉脱引流管。

(四)观察及护理

1. 观察神志、瞳孔及生命体征

术后严密监测意识状态、瞳孔变化及生命体征变化,注意有无颅高压的症状。

2. 观察引流液颜色及性状

正常脑脊液无色、透明、无沉淀。引流脑脊液颜色逐渐变浅、过渡为正常,若突然变为红色伴患者烦躁不安、意识障碍程度加重,或引流量明显增多,说明有再出血。引流液由澄清变混浊,提示可能有感染,宜留取脑脊液送检。

3. 观察引流液的速度及量

正常脑脊液每日分泌400～500 mL,引流量一般以每日不超过300 mL为宜。伴有脑积水的患者,因脑室扩大,骤然引流出大量脑脊液,可使脑室塌陷,以致脑膜与脑或颅骨内板的间隙变宽,桥静脉断裂,导致硬膜外血肿。对脑室系统肿瘤患者,一侧脑室压力突然降低,可引起脑室压力不平衡而致肿瘤内出血。脑室引流早期要特别注意引流速度,切忌引流过速、过多,因患者原处于颅内高压状态,骤然减压会使脑室塌陷,导致硬脑膜下血肿;对于颅后窝占位性病变者,幕下压力本已偏高,幕上压力骤然降低,小脑中央叶可向上疝入小脑幕裂孔,发生小脑幕裂孔上疝等严重并发症。

4. 观察引流管通畅情况

正常引流管置入颅内7～8 cm。正常情况下引流管有随呼吸上下波动的液面,波动幅度在1 cm左右。引流管内如无引流液,可能发生引流管堵塞,需查明原因。波动幅度减小,可能为部分畅通。波动停止,则完全不通,可能为血块阻塞、脉络丛包裹、引流管扭折、引流袋固定过高等。防止导管扭曲、成角、折叠,护士执行各项护理操作前后应仔细检查,特别是在进行翻身、叩背的过程中,要注意动作轻柔,确保引流管位置正确,一旦发现引流管曲折,及时予以纠正。为防止堵塞,责任护士要做到班班交接,及时检查引流管是否通畅,如引流管被血凝块或沉淀物阻塞,应立即通知医生予以及时处理,同时责任护士应该密切观察患者的生命体征。

5. 观察穿刺点切口情况

敷料整洁干燥,无渗血渗液,局部无肿胀、发红等反应。若敷料出现渗血、渗

液,可能为伤口缝合不严密或颅内压增高导致,应及时汇报医生,配合医生进行处理。

6. 健康教育

术后做好患者及其家属的健康教育,说明引流管的重要性,做好管道的自我护理。

（五）并发症观察及护理

1. 感染

感染后的脑脊液混浊,呈毛玻璃状或有絮状物。预防措施包括严格无菌操作,保持切口敷料干燥;防止引流液倒流;缩短留置时间。定期做脑脊液细菌培养,如引流管放置时间超过14天,且CT示四脑室通畅,可拔管或更换为腰大池引流管。

2. 非计划性拔管

限制患者头部活动范围,翻身时要确定引流管有足够的长度,避免牵拉引流管,防止引流管脱出;为保证安全引流,对意识不清或烦躁的患者除适当应用镇静药物外,可适当采取约束措施。约束前,必须向患者及其家属说明约束的必要性,并征得同意,以取得理解和配合。约束过程中,要做好观察与护理记录。严格执行交接班制度,定时查看引流管固定情况,必要时加强固定,保持有效性。

六、拔管

（一）指征

患者脑脊液性状有所好转,脑室内的积血排除干净,成人脑脊液压力<200 mmH$_2$O,可拔管。拔管前可抬高引流管48～72 h,复查CT,引流液<50 mL/d,患者的生命体征平稳,无颅内压增高的症状,局部伤口情况良好可拔管。

（二）拔管方法

无菌操作下拔除引流管,立即缝合伤口,最后用消毒敷料覆盖,并注意切口处有无脑脊液漏出。

（三）拔管后观察及护理

拔管后观察患者的神志、瞳孔以及体温的变化。伤口处按时换药,并保持头部敷料干燥以及床单位的清洁。

七、非计划拔管应急处理

引流管部分脱出不可以将其回插,应立即用无菌敷料覆盖伤口并协助医生处理。如全部脱出,处理同拔管后观察及护理。

第四节　腰大池引流管护理

腰大池引流是在腰椎 3～4 或 4～5 椎体之间,用硬脊膜外穿刺针行穿刺术,见脑脊液流出后,将直径 0.1 cm 的硅胶管放入腰椎管蛛网膜下隙内 4～6 cm,可见脑脊液外流,将该管外接引流器,从而将脑脊液引流至体外的一种治疗方法。

一、适应证

适用于脑室内出血、中枢神经系统感染、交通性脑积水等。

二、禁忌证

(1) 穿刺部位皮肤或者组织感染。
(2) 已经有枕骨大孔疝的表现。
(3) 脑室与腰池不通。
(4) 有梗阻性脑积水。
(5) 严重脑肿胀,中线移位>1 cm。
(6) 颅内压(ICP)>22.5 mmHg。
(7) 全身感染、休克。

三、置管目的

(1) 治疗颅内感染。将感染的脑脊液持续引流至体外,清除部分细菌、病毒及坏死组织等。
(2) 颅内压监测,有效控制颅内压。
(3) 治疗脑脊液漏。蛛网膜下隙引流可分流减压,通过持续低流量的引流分流脑脊液,降低颅内压,有利于硬膜破口的修复,有利于漏口和皮肤切口的修复。

四、置入方法

患者均取侧卧位,使腰背部同床面呈垂直状态,髋关节屈曲,膝关节屈曲,呈弓状。穿刺点选在腰椎 3～4 或 4～5 椎体间隙,沿棘突间隙使用硬脊膜外穿刺针垂直皮肤进针,待脑脊液流出时,将直径为 1 mm 的硬膜外导管置入腰大池中,引流管留置长度 10～15 cm,确认管内脑脊液流通后,将引流管固定妥当,与无菌容器连接。患者置管时间通常为 4～12 天,平均引流量为 100～240 mL/d。如图 3-4所示。

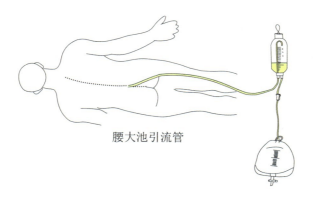

腰大池引流管

图 3-4　腰大池引流管示意图

五、护理要点

(一) 体位

绝对卧床,置管后要去枕平卧位 6 h,血压稳定后,可以将床头抬高 15°～30°。

(二) 引流装置放置

根据患者每日所需的引流量调节引流管及引流瓶的高度。

(三) 固定

引流穿刺处以无菌敷贴覆盖后,再以宽度大于敷贴长条的胶布盖住原敷贴后沿脊柱旁向上至肩膀上方固定,胶布有松动时及时更换。注意引流管各连接处的固定,防止意外脱出。向患者解释说明绝对卧床、约束的重要性和必要性,请患者配合。预见性地评估患者是否存在拔管倾向,观察患者意识、情绪状况,如有躁动不安、挣脱约束征象,及时报告医生,根据医嘱给予镇静剂。搬动患者、患者翻身均需在护士指导和参与下完成,防止牵拉引起引流管脱出。

(四) 观察及护理

1. 观察神志、瞳孔及生命体征

严密观察意识、瞳孔、生命体征及其他神经系统体征,如有无恶心、呕吐、肢体活动障碍、颈部抵抗感等,头痛症状是否减轻(正确区分颅内高压与颅内低压性头痛,低压综合征的特点是抬高床头或坐立时头痛加重,给予放低床头及减慢引流速度后头痛缓解;颅内高压引起的头痛剧烈,呈喷射性呕吐,脑膜刺激征阳性),如发现异常,应立即报告医生并及时处理。

2. 观察引流液颜色性状

正常脑脊液为无色、透明、无沉淀。若引流液呈毛玻璃状或者有絮状物应考虑颅内感染。术后血性脑脊液的颜色逐渐加深或引流液突然转为鲜红色,并出现血压波动,则提示可能有脑室出血。

3. 观察引流速度与量

引流速度为 $200\sim300$ mL/d,即 $5\sim10$ mL/h,一般不超过 $2\sim5$ 滴/分。如果引流速度 $\geqslant20$ mL/h,则存在潜在危险。引流速度过快可导致颅内低压,引流量过多会引起脑疝。对引流量过少的患者,注意检查引流管是否扭曲、扭折等,及时汇报医生。严密观察引流液的量,根据医嘱随时调节引流管高度,对于引流速度过快者,必要时遵医嘱抬高引流管。同时,严密观察患者的意识、瞳孔、肢体活动以及生命体征的变化。

4. 观察引流管通畅情况

腰大池引流管常规置入人体 $10\sim15$ cm。正常情况下引流液液面随着呼吸上下波动,保持引流管的位置正确,防止移位;防止引流管扭曲、折叠,在翻身或者进行各项护理操作后,应该仔细检查。若引流量较少,则可能是部分通畅,需查明原因并处理。

5. 观察穿刺点情况

观察局部渗血、渗液情况,保持穿刺点敷料清洁干燥。局部伤口给予换药,每周至少更换 1 次,患者出汗较多时,随时更换贴膜。一旦出现渗血、渗液,应立即汇报值班医生,必要时清创缝合。

6. 健康教育

术后做好患者及其家属的健康教育,说明引流管的重要性,注意活动幅度,做好管道的自我观察和护理。

（五）并发症观察及护理

1. 感染

严格无菌操作,保持穿刺点敷料清洁干燥;倾倒引流液和搬运患者时,夹闭引流管,防止逆流;保持床单位的清洁。严格控制置管引流时间,定期进行脑脊液常规、脑脊液生化检查,必要时进行脑脊液细菌培养等,以便及时发现颅内感染并治疗。

2. 非计划性拔管

指导患者活动时避免牵拉引流管,对躁动的患者在征求患者家属同意后,签署约束同意书,采取适当的约束措施,在约束过程中,严密观察并记录。严格执行交接班制度,定时查看引流管固定情况,必要时加强固定,保持有效性。

六、拔管

（一）指征

常规放置 7～10 天。脑脊液转清,脑脊液常规、生化指标基本正常可拔管。拔管前常规抬高引流管 24～48 h,观察患者生命体征是否平稳。

（二）拔管后观察及护理

严密观察患者意识、瞳孔以及四肢活动情况,如有颅内压增高的表现,立即报告医生。观察穿刺点覆盖敷料,外观是否干燥、整洁,有无渗血渗液。

七、非计划拔管应急处理

引流管部分脱出不可以将其回插,应立即用无菌敷料覆盖伤口并协助医生处理。如全部脱出,处理同拔管后观察及护理。

第四章　呼吸道医用管道护理

第一节　经口气管插管护理

经口气管插管是指将特制的气管导管经口腔,通过声门置入气管的技术,可为供气供氧、呼吸道分泌物吸引和防止误吸等提供最佳条件。

一、适应证

(1) 窒息引发的呼吸困难。
(2) 任何原因所致的呼吸衰竭。
(3) 严重气道感染造成气道分泌物过多或过于黏稠需气道灌洗。
(4) 气道梗阻。
(5) 行全麻或静脉复合麻醉。
(6) 呼吸、心搏骤停时的抢救。

二、禁忌证

无绝对禁忌证。但喉头急性炎症者,由于插管可以使炎症扩散,故应谨慎;喉头严重水肿者,不宜行经喉人工气道置入术;严重凝血功能障碍者,宜待凝血功能纠正后进行;巨大动脉瘤,尤其位于主动脉弓部位的主动脉瘤患者,插管有可能使动脉瘤破裂,宜慎重,如需插管,则操作要轻柔、熟练,患者要安静,避免咳嗽和躁动。

三、置管目的

（1）保持患者呼吸道通畅。
（2）及时吸出气道分泌物或血液。
（3）有效的人工或机械通气。
（4）便于吸入全身麻醉药物的应用。

四、置入方式

将患者去枕仰卧，适当垫高肩背部，使头后仰，使口咽气道处于同一水平线。吸入高流量氧气。去除义齿，清除口咽部分泌物，选择型号适宜的咽喉镜及气管导管，导管前段涂无菌凡士林润滑，配合医生迅速插入气管内（疑存在颈髓损伤患者，需两人配合，一人插管，一人保持持续的线性牵引）。气管插管尖端到门齿的距离，成人为 22 ± 2 cm 处。观察腹部无膨胀，听诊双肺呼吸音对称，即可确认插管成功。插管成功后放置牙垫并用胶布固定，用注射器注气体于导管气囊内，保持气囊压力在 $25 \sim 30$ cmH$_2$O。如需辅助呼吸，连接相应设备。如图 4-1 所示。

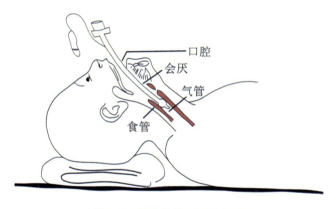

图 4-1　经口气管插管示意图

五、护理要点

（一）体位

根据疾病治疗的要求及综合评估的结果，给予床头抬高 $30°\sim45°$，吸痰时取去枕仰卧位,使颈部舒展利于患者呼吸。

(二)管道固定

口周及面部擦拭干净,将气管插管与牙垫固定后,用医用胶布固定于口角两侧,保持口周清洁,每天更换胶带。

胶布固定法:

(1)准备牙垫一个、胶布三条(一条长约 10 cm,两条长约 25 cm)。

(2)插管成功后,根据置入深度,在口腔内气管导管旁放置牙垫,用一条长约 10 cm 的胶布将导管和牙垫进行初步的固定。

(3)以一条长胶布的中段围绕导管和牙垫绕一到两圈,然后将胶布的两端固定在两边脸颊的上端。

(4)将另外一条长胶布再以同样的方法反方向缠绕,并将两端固定在两边脸颊的下端。使用胶布固定时,应观察患者对胶布有无过敏反应,注意保护口唇及其周围皮肤,防止破溃。

(三)病情观察

严密监测患者意识、瞳孔、生命体征、血氧饱和度及血气分析指标等的变化。对于神志不清或躁动的患者,应立即给予有效的约束。保持患者口腔及鼻腔局部清洁。需要注意病房的环境条件,保证病房内空气流通,一般温度控制在 20～24 ℃,湿度波动范围在 60%～70%,室内空气清洁、清新,环境舒适整洁,避免灰尘。

(四)气囊护理

充气套囊是一种防漏装置,其最基本的作用是保持声门以下的气道封闭,从而保障正压通气的有效完成,既可以防止患者的呕吐物和分泌物等被吸入呼吸道内,也可以避免患者进行机械通气时发生漏气的情况。使用气囊对其充气时遵守"最低密闭容积"的原则,充气的限度是刚好可以密闭且避免长期压迫而引起的气管缺血和溃疡等。需要密切关注气囊充气压力,使用气囊压力表每 6 h 测量一次,应维持压力在 25～30 cmH$_2$O。如果存在过高的压力可能导致黏膜缺血、水肿,甚至糜烂、溃疡等。

(五)吸痰护理

1. 吸痰指征

当患者咽喉部出现较为强烈的痰鸣音,胸骨上窝处出现"呼噜"似的听诊音,呛咳出现,呼吸急促,呼吸机高压报警,清醒患者自诉要求吸痰等,血氧饱和度低于 90%是较为明显的吸痰指征,此时应评估并吸痰。

2.体位

患者通常采取的体位是半卧位,也可以为侧卧位,但需要注意保持头部、颈部以及上身处于一条直线的位置。

3.吸痰操作

选择型号及材质合适的吸痰管(吸痰管管径不超过气管插管内径的 50%),医护人员佩戴无菌手套,负压吸引器连接无菌吸痰管,在关闭负压的状态下,由浅及深地插入吸痰管,插入深度超过导管置入深度,打开负压(成人<150 mmHg、小儿 80~100 mmHg),旋转吸痰管边吸引边退出吸痰管,如果一次未吸引彻底,可让患者休息 3~5 min 再次吸痰。如需要吸引气管插管及口鼻腔,吸痰顺序为气管内、口腔及鼻腔,气管插管与口鼻腔吸引之间需要更换吸痰管。吸痰过程中,严格保持无菌操作,清醒患者鼓励配合咳嗽,注意观察生命体征等监护指标的变化,如生命体征变化明显,暂停吸痰,报告医生处理。

4.吸痰前后吸氧

一次吸痰的时间不超过 15 s,如果需要反复吸痰,应适当间隔 3~5 min。吸痰过程中容易发生缺氧,所以在吸痰的过程中应给予患者高浓度氧气(吸引前给予成人 30~60 s 的 100%吸氧浓度,婴儿给予提高原吸氧浓度的 10%),吸痰后待血氧饱和度上升至 94%及以上,可调整至原吸氧浓度,以免患者发生缺氧。

5.痰液黏稠情况的处理

如果患者痰液过于黏稠,不利于直接吸出。可利用体位的转动,如左右翻身、叩背 3~5 min,这样利于黏稠的痰液松解、痰痂松动,便于顺利吸出。

6.预防呼吸道感染

多数患者在吸痰过程中,若操作不当容易增加感染概率,因此医护人员在实施吸痰操作前后洗手,佩戴无菌手套、一次性口罩、一次性帽子,吸痰过程保持无菌操作。吸痰管一次性使用。气管插管患者病房应是独立隔开的单间,温度和湿度适宜,空气清洁流动,并定期予地面以及物体表面擦拭消毒。

(六)气道温湿化护理

当患者被实施气管插管之后,由于直接与外部相通的气管易于接触到外界环境干燥的空气,容易导致水分丧失,从而容易形成痰痂堵塞气管导管,严重影响患者的气道畅通及呼吸,加重患者缺氧。

1.主动温湿化

主动温湿化装置分为伺服性加温控制型和非伺服性加温控制型。对于机械通气患者,人工气道湿化应选择与呼吸机配套的自动加温加湿装置的呼吸机湿化系统进行呼吸道湿化。伺服性加温控制型呼吸湿化器既能输送最佳湿度(37 ℃,

44 mg/L)的气体,同时又能最大限度地减少呼吸回路的冷凝水。

加热湿化器通过对湿化液加热产生水蒸气,与呼吸机输送气体混合,起到加湿、加温作用。这种主动湿化的加热型湿化器的湿化效果与气体流速、吸入氧气浓度、分钟通气量、环境温度、水气接触面和接触时间等因素有关,还与呼吸机管道湿化系统的管道是否有加热丝有重要关系。管道有加热丝的湿化效果比没有加热丝的湿化效果好,管道有双加热丝的湿化效果比单加热丝的湿化效果好。

2. 被动温湿化

热湿交换器(HME),是模拟人体解剖湿化系统的机械所制造的替代性装置。HME 的工作原理是将呼出气体中的水分和热量吸收,用作吸入气体的加热湿化,以减少呼吸道水分的丢失。HME 有防水型、结合型和吸湿型三种类型,防水型只有滤过功能,湿化功能较差;结合型湿化作用强,但不具备滤过功能;吸湿型湿化和过滤功能兼顾。HME 是由数层吸水材料及亲水化合物制成的细孔网纱结构装置,使用时一端与人工气道连接,另一端与呼吸管路连接。HME 有湿化和保温作用,具有操作简单、环路无液体凝集、可过滤微生物等优点,但由于 HME 只是利用患者呼出气体来温热和湿化吸入气体,并不提供额外的热和水分,所以对脱水、低温患者,HME 并不是理想的湿化装置。此外,HME 具有 45 mL 的无效腔,且会增大呼吸功,所以对于小儿及严重肺功能不全、不能耐受呼吸通路中增加少量阻力或无效腔的患者不宜选用 HME 湿化。另外,无特殊病菌感染且痰液多的人工气道者不适合使用 HME,以免湿化过度痰液附着于 HME 滤过膜上引起气道堵塞。

(七) 并发症观察及护理

1. 组织损伤

常见原因:强行插管,造成声门或喉头等部位的损伤,形成水肿和出血。严重时甚至会将导管插入黏膜下组织,造成出血不止。

预防措施:插管过程中若存在阻力,切不可暴力强行插管,可调整喉镜及导管方向,重新置入。

2. 误吸

常见原因:插管过程中可引起呕吐,胃内容物误吸入呼吸道,导致严重的肺部感染甚至呼吸衰竭。

预防措施:必要时在插管前先放置胃管,行胃肠减压,避免误吸的发生。

3. 窒息

常见原因:包括气道出血、导管滑脱、导管堵塞、呼吸机故障等。

预防措施:对置管患者应加强床旁巡视,严密监测,发现异常应立即配合医生进行紧急救护。

4. 肺不张

常见原因：导管插入过深导致一侧肺通气或呼吸道分泌物堵塞细小支气管等原因所致。

预防措施：护理人员要及时清除呼吸道分泌物，减少分泌物潴留；予肺部物理治疗，廓清小气道；监控气管导管位置，防止下滑或插入过深。

5. 继发肺部感染

常见原因：机体抵抗力下降、呼吸道分泌物潴留、误吸、吸痰时无菌操作不严等原因所致。

预防措施：密切观察患者的全身和呼吸系统表现，积极预防治疗。出现症状及时报告医生，配合处理。

6. 气道黏膜损伤

常见原因：由于长期置管，气囊压过大，持续压迫气管黏膜使其缺血引起溃疡或坏死。

预防措施：保持气囊压力在 $25\sim30\,cmH_2O$；管道留置时间不超过 1 周，后应考虑气管切开。

7. 气道梗阻

常见原因：包括导管扭曲、气囊疝嵌顿导管远端开口、痰栓或者异物阻塞气道、管道塌陷、导管尖端开口嵌顿于隆突等。

预防措施：调整人工气道位置，抽出气囊气体，充分气道湿化，实验性插入吸痰管吸痰等，经上述措施仍不能缓解，则应立即重新建立人工气道。若重新建立人工气道后，气道压力仍然很高，呼吸机不能进行有效的机械通气，则应该考虑有张力性气胸等其他原因。

(八) 心理护理

神志清楚的患者气管插管后，由于沟通障碍，会出现不同程度的焦虑。安慰并告知其可以通过手势或文字书写来表达需求。

六、拔管

(一) 指征

（1）神志清楚，痰液稀薄，咳嗽有力。

（2）诱发呼吸衰竭的病因得到控制或症状显著改善，生命体征稳定，休克、上消化道出血、肝肾功能损害、严重肺部感染等并发症基本控制或明显好转。

（3）在停机、吸氧条件下，自主呼吸时口唇及肢端黏膜无发绀，RR≤30 次/分，RR 的增加≤10 次/分，收缩压增高≤10 mmHg。

（4）自主呼吸时，VT≥5 mL/kg，MIP≤ − 25 cm H_2O。

（5）在低流量吸氧条件下，自主呼吸 2 h，动脉血 pH>7.30，PaO_2≥60 mmHg。

总之，若患者达到撤机标准或已经撤机，气道无明显损伤，又有较好的防护能力，比如有较强的咳痰能力，且不容易发生误吸，则可考虑拔管。

（二）方法

（1）患者取坐位或半坐位。

（2）若患者残存肺功能较差或气道分泌物较多，可选择经气管插管导管插入吸痰管，保证吸痰管远端超过气管插管远端内口。

（3）松开固定系绳。

（4）嘱患者深吸气同时将气囊完全放气后，于吸气相拔出气管导管，边吸痰边拔管。

（5）拔管后患者尽可能取坐位或半坐位。嘱患者咳嗽咳痰，另可采用拍背、雾化吸入等措施帮助患者排痰。

（6）给予氧疗，吸氧浓度可酌情较原机械通气时的浓度调高 10%。

（7）拔管后护理人员应在床边观察一段时间，鼓励指导患者呼吸及咳嗽，同时注意可能的并发症。

（三）拔管后观察及护理

（1）做好口腔护理。

（2）遵医嘱予以雾化吸入，首次雾化吸入时，护士不得离开床边。

（3）观察有无呼吸困难，出现鼻翼煽动、呼吸浅促、唇甲发绀、心率加快、血氧饱和度<90%应及时处理，必要时重新给予气管插管。

（4）拔管后遵医嘱复查动脉血气。嘱患者安静休息，观察患者有无声音嘶哑、呛咳表现。

（5）鼓励患者咳嗽排痰，叩拍背部，定时更换体位，必要时吸痰。

七、非计划拔管应急处理

（1）立即吸净口、鼻腔分泌物，通知医生。备好简易呼吸囊、喉镜、气管插管及呼吸机等。

（2）如有自主呼吸，予以吸氧、高流量给氧或面罩加压给氧，鼓励患者自主呼吸及咳痰,同时观察呼吸状况。对于严重喉头水肿,激素治疗无效者应进行紧急气管插管,改善通气后再行气管切开术。如无自主呼吸,应立即重建人工气道,备好抢救用物,做好抢救相关准备。

（3）必要时行环甲膜穿刺。

（4）严密监测心率、呼吸、血压、氧饱和度等变化。

（5）必要时应用约束带。

（6）神志清醒者,告知留置气管导管的重要性,做好心理护理。

（7）及时记录。

（8）上报不良事件,并做好相关成因分析和改进。

第二节　经鼻气管插管护理

经鼻气管插管是通过鼻腔将导管插入患者气管内,是一种气管内麻醉和抢救患者的技术,也是保持上呼吸道通畅的可靠手段,具有患者易耐受、导管易于固定、留置时间长、便于口腔护理等优点。

一、适应证

（1）有自主呼吸,需要气管插管。

（2）婴幼儿、小儿需行机械通气。

（3）成人机械通气时间超过3天及以上。

（4）张口困难者需机械通气。

二、禁忌证

绝对禁忌证:呼吸暂停或无自主呼吸。

相对禁忌证:凝血功能障碍、鼻损伤、鼻出血、鼻息肉、鼻咽部血管瘤、筛板骨折、颅底骨折、颅内高压、上呼吸道阻塞等。

三、置管目的

（1）保持患者呼吸道通畅。

（2）及时吸出气道分泌物或血液。

（3）进行有效的人工或机械通气。

（4）全身麻醉时的人工气道建立。

四、置入方法

（1）评估患者病情，排除禁忌证。患者取仰卧位，肩部垫一小枕，使头后仰，保持口、咽、气管在一直线上。用1%麻黄碱液为患者滴鼻3次后，导管前段涂无菌凡士林润滑。清醒患者用1%利多卡因喷鼻腔。

（2）配合医生迅速插入气管内，当导管通过鼻后孔与咽喉部时一边将导管轻轻推进，一边在导管口听呼气时的气流强度，并根据气流大小调整头颈和导管的位置，在气流最强时继续将导管插入气管。

（3）确定导管插入气管后，确定导管置入的深度：经鼻插管深度＝经口气管插管深度＋2 cm。用胶布将导管固定在患者的颊部，吸净呼吸道分泌物。

（4）后用注射器注气体于导管气囊内，保持气囊压力在 25～30 cmH$_2$O。如需辅助呼吸，连接相应设备。如图 4-2 所示。

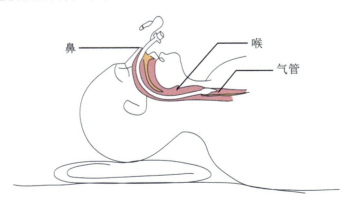

鼻 —— 喉
气管

图 4-2　经鼻气管插管示意图

五、护理要点

略(基本同经口气管插管)。

第三节　气管切开导管护理

切开气管上端前壁,插入带有塑料套管或金属套管的气管导管,以解除上呼吸道阻塞所引起的呼吸困难或窒息,清除下呼吸道分泌物的阻塞,亦可进行机械通气。

一、适应证

(1)上呼吸道梗阻所致呼吸困难,如喉头水肿、喉部肿物等。

(2)气管异物。

(3)昏迷患者伴有吞咽功能失常产生误吸者。

(4)下呼吸道分泌物阻塞所致呼吸困难,如咳嗽无力者、严重颅脑外伤等。

(5)呼吸道烧伤、严重肺部感染等痰多且不易咳出或吸出,有发生窒息危险者。

(6)颈部外伤。

(7)预防性气管切开。

二、禁忌证

(一)绝对禁忌证

(1)气管切开部位存在感染。

(2)气管切开部位存在恶性肿瘤。

(3)解剖标志难以辨别。

(二)相对禁忌证

(1)甲状腺增生肥大。

（2）气管切开部位曾行手术，如甲状腺切除术等。

（3）凝血功能障碍。

三、置管目的

保持患者呼吸道通畅，及时吸出气道分泌物或血液，或进行有效的人工或机械通气。

四、置入方式

（一）体位

术时患者仰卧，头后仰，保持正中位，使气管向前突出。

（二）套管选择

带气囊塑料气管套管：适合机械通气的患者。

无气囊金属气管套管：由外套管、内套管和套管芯三部分组成，非机械通气患者可用。

（三）方法

1. 传统气管切开术

保持气管在正中位，在胸骨上窝与环状软骨间局部麻醉，从环状软骨下至胸骨上窝上方约一横指处行纵行或横行切开，暴露甲状腺峡部，向上牵拉，显露气管前壁，在第2～4气管环处，直视下切开1～2个气管软骨环，插入硅胶带气囊气管套管，固定后结束手术。

2. 经皮扩张气管切开术

（1）方法：取2、3气管环之间为穿刺点，局部麻醉后横行切开皮肤1～2 cm，穿刺针刺入气管，回抽有气体后置入外套管，经外套管导入导丝后退出外套管，沿导丝用皮肤扩张管扩张气管壁及其组织，重复操作直至能够容纳气管切开套管，置入气管切开套管，并退出导丝及内芯，固定气管导管，气囊充气，结束手术。如图4-3所示。

（2）特点：① 方法简单，操作便捷，无需特殊的器械及环境，单人即可完成操作，可用于现场紧急救护，与环甲膜穿刺技术相比，能更快、更有效地开放气道，并在极短时间内改善低氧血症。② 操作技术易于掌握，无需有多年专业背景，多学科医师适用。③ 切口小、操作时间短，能减少对重症脑卒中患者的刺激，也不影响脑组织的血液灌注、脑氧的供应,有助于早期恢复脑神经系统功能。④ 更小的切口有利于减少气管前软组织损伤,将气管套管与切口组织紧密接触,可避免痰液在气管前壁软组织空腔内的积聚,还可减少切口出血、皮下气肿、切口溢痰、切口感染等并发症发生,缩短伤口愈合时间。因此,经皮扩张气管切开术手术时间短、损伤小、操作简便快速,尤其适用于需要紧急开放气道抢救生命的患者。

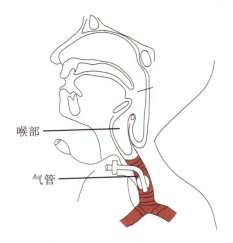

喉部

气管

图 4-3　气管切开导管示意图

五、护理要点

(一) 体位

协助患者取舒适卧位,及时为患者翻身,保持床头抬高 $30°\sim45°$。

(二) 管道固定

(1) 气管切开套管固定在位,居中,无移位,定期检查套管位置,听诊双侧呼吸音是否对称。

(2) 固定气管切开套管的边带打死结,干净整洁,松紧适宜,以能容纳 $1\sim2$ 指为宜。

(3) 气管切开套管干净无痰痂、血痂及异味,发现血痂痰痂及异味时应及时擦拭,及时更换被污染的气管切口处纱布。

(三) 病情观察

严密监测患者意识、瞳孔、生命体征、血氧饱和度及血气分析指标等的变化。对于神志不清或躁动的患者,应立即给予有效的约束。保持患者口腔及鼻腔局部清洁。需要注意病房的环境条件,保证病房内空气流通,一般温度控制在 20～24 ℃,湿度波动范围在 60%～70%,室内空气清洁、清新,环境舒适整洁,避免灰尘。

(四) 切口护理

保持气管切口干燥,无渗血、渗液,无脓性分泌物,及时予以局部消毒后更换敷料,换药时严格无菌操作,按照操作流程,预防感染。伤口渗血明显时及时报告医生,配合医生做好切口缝合等工作。

1. 剪口纱布换药

传统无菌纱布修剪成剪口纱布,在局部皮肤等消毒后,以套管为中心放置剪口纱布,6～8 h 更换一次,污染时随时更换。

2. 无黏胶泡沫敷料换药

敷料的皮肤贴合面使用高分子发泡亲水性材料,能够快速、大量吸收渗液,敷料表面光滑防水,被痰液、雾化液或其他液体污染时,易擦去。可根据患者体型在换药前用无菌剪刀裁剪成相应大小,敷料具有一定弹性,可以缓冲外界压力,减轻气切套管两侧固定翼对局部皮肤的压迫,增加患者舒适度,防止皮肤损伤。更换时间可根据敷料吸收渗液情况确定。

(五) 气囊护理

带气囊的气管套管应选择带高容低压型气囊的气管套管;动态评估套管位置及气囊充盈度,每 6 h 监测气囊压,维持在 25～30 cmH$_2$O。

(六) 吸痰护理

1. 吸痰指征

当患者咽喉部出现较为强烈的痰鸣音,胸骨上窝处出现"呼噜"似的听诊音,呛咳明显,可见痰液喷溅出套管口,呼吸急促,呼吸机高压报警,振动排痰后、雾化吸入后、体位引流后、清醒患者自诉要求吸痰等,血氧饱和度低于 90% 是较为明显的吸痰指征,此时应评估并吸痰。

2. 吸痰体位

患者通常采取的体位是半卧位,也可以为侧卧位,但需要注意保持头部、颈部以及上身处于一条直线的位置。

3. 吸痰操作

选择型号及材质合适的吸痰管(吸痰管管径不超过气管插管内径的 50%),医护人员佩戴无菌手套,负压吸引器连接无菌吸痰管,在关闭负压的状态下,由浅及深地插入吸痰管,插入深度超过导管置入深度,打开负压(成人<150 mmHg、小儿 80～100 mmHg),旋转吸痰管边吸引边退出吸痰管。如果一次未吸引彻底,可让患

者休息 3～5 min 再次吸痰。如需要吸引气管套管及口鼻腔,吸痰顺序为套管内、口腔及鼻腔,气管套管与口鼻腔吸引之间需要更换吸痰管。吸痰过程中,严格保持无菌操作,清醒患者鼓励配合咳嗽,注意观察生命体征等监护指标的变化,如生命体征变化明显,暂停吸痰,报告医生处理。

4. 吸痰前后吸氧

一次吸痰的时间不超过 15 s,如果需要反复吸痰,应适当间隔 3～5 min。吸痰过程中容易发生缺氧,所以在吸痰过程中予高浓度吸氧(吸引前给予成人 30～60 s 的 100% 吸氧浓度,婴儿给予提高原吸氧浓度的 10%)。吸痰后待血氧饱和度上升至 94% 及以上,可调整至原吸氧浓度,以免患者发生缺氧。

5. 痰液黏稠情况的处理

如果患者痰液过于黏稠,不利于直接吸出,可利用体位的转动,如左右翻身、叩背 3～5 min,这样利于黏稠的痰液松解、痰痂松动,便于顺利吸出。

6. 预防呼吸道感染

多数患者在吸痰过程中,若操作不当容易增加感染的概率,因此医护人员在实施吸痰操作前后要洗手、佩戴无菌手套、一次性口罩、一次性帽子,吸痰过程保持无菌操作。吸痰管一次性使用。气管套管患者病房应是独立隔开的单间,房间温度和湿度适宜,空气清洁流动,定期擦拭消毒地面及物体表面。

(七) 气道温湿化护理

气管切开患者行有创通气的过程中,吸入气体进行加温、湿化的重要性已被广泛认可。而对行气管切开术后的患者成功脱机拔管后,非机械通气的患者失去了呼吸机的加温、加湿作用,同时由于气管切开后鼻腔和上呼吸道丧失了对吸入气体的加温、加湿及滤过功能,患者吸入气体全部由下呼吸道加温和湿化,下呼吸道分泌物中水分丢失增加,导致分泌物变稠,形成痰痂或痰栓。长期吸入干燥气体容易导致呼吸道黏膜干燥进而引起黏膜损伤、纤毛运动受限、痰痂堵塞及肺部感染等并发症,影响治疗效果,甚至威胁患者生命安全,进行气道湿化非常必要。

1. 机械通气期间温湿化护理

略(同经口气管插管)。

2. 非机械通气期间温湿化护理

(1) 雾化吸入:雾化吸入法分为持续氧(气)雾化吸入法和持续超声雾化吸入法。其中持续氧(气)雾化吸入法是以氧气作为驱动力,利用氧流造成的负压直接将液滴撞击成微小颗粒,使药液雾化并推动雾化颗粒随着患者呼吸缓慢均匀地进入气道深部。超声雾化吸入法是通过高频超声波在液面形成雾化颗粒而随患者吸气进入呼吸道,既能达到湿化气道目的,也能加入相应药物达到治疗目的。

（2）热湿交换器（HME），其基本原理是通过储存呼出气体的热量和水分，对吸入的干燥气体进行加热湿化，气体温度可达到 $30\sim33$ ℃，湿度可达到 $23\sim32$ mgH_2O/L。HME 因其使用简便、费用低，且为一次性消耗品，没有滋生细菌的危险和清洗消毒的麻烦，也没有电和热的危险，可在一定程度上避免湿化不足或湿化过度，减少护理工作量。但因其不能额外提供热量及水分，对于分泌物量多、通气量大及脱水患者不适用。尤其是 HME 吸收较多水分或有痰液、血液黏附时，气道阻力会明显增加，同时也降低湿化效果，可导致气道阻塞，而需频繁更换，费用较高。

（3）高流量氧疗湿化

氧疗湿化机制：可以保证 37 ℃、44 mg/L 的湿度，充分地温湿化，能够促进呼吸道纤毛运动，降低呼吸做功及提高患者的舒适度；能够提供更精确、更稳定的吸入氧浓度。

（八）无气囊金属气管套管消毒

每 $4\sim6$ h 取出内套管，送消毒供应中心清洗消毒，同时更换同型号无菌内套管。无条件者可每 $4\sim6$ h 取出内套管，清洁内壁痰痂，清水冲洗干净后用消毒液（75%酒精）浸泡 30 min，然后用 0.9%生理盐水彻底冲洗干净再使用。

（九）并发症的观察及预防

1. 呼吸、心搏骤停

常见原因：多因原发疾病加重呼吸衰竭、缺氧等导致。

预防措施：对有明确的二氧化碳潴留病史的患者，要严密监测各项指标，术后应当给予机械通气。

2. 气胸和纵隔气肿

常见原因：由于胸膜的直接损伤或因肺大泡破裂，导致空气经过软组织界面进入胸腔或者纵隔。成人气管切开术后气胸和纵隔气肿的发生率为 $0\sim4\%$，儿童更为常见，因为儿童的胸膜顶高于锁骨。

预防措施：气管插管应在直视视野清晰时进行，动作轻柔，术后常规拍胸片检查。

3. 皮下气肿

常见原因：是术后常见的并发症，多发生于颈部，亦可延及面部、胸、腹部甚至到会阴部。多由于手术分离组织过深、过多以及切口缝线太紧，或者术中、术后剧烈咳嗽，空气从气管切口逸出不畅积于皮下所致。

预防措施：皮下气肿一般在 24 h 内停止进展，可在一周左右自行吸收，严重者立即拆除缝线，以利于气体逸出，手术时应该防止分离组织过多。患者严重咳嗽，烦躁不安时应该给予镇静药。

4. 出血

常见原因：患者凝血功能异常，手术过程中损伤血管，导管或吸痰管引起的黏膜损伤等。

预防措施：气管切开的位置不应过低，不可低于 5～6 气管环；尽量少分离气管前软组织，避免损伤前壁的血液供应；选择适当的气管套管；吸痰动作轻柔。

5. 拔管困难

常见原因：引起喉梗阻的原因尚未完全解除；气管切开位置过高，损伤环状软骨及第一气管环，形成新的狭窄；气管切口过大；气管套管套囊的压迫及气管前筋膜分离过多；伤口感染气管软化致气管前壁下塌；气管狭窄；气管前壁肉芽组织过长等。

6. 肺感染及肺不张

常见原因：误吸及术后感染所致。

（十）心理护理

神志清楚的患者气管切开后，由于沟通障碍，会出现不同程度的焦虑。安慰并告知患者可以通过手势或文字书写来表达需求。

六、拔管

（一）堵管

1. 指征

血气分析指标正常；咳嗽、吞咽反射恢复，能自行咳痰；肺部无炎症或感染已控制，痰量少且稀薄，吸痰次数少于 5 次/天；气道通畅，喉头无水肿、无气道狭窄、塌陷等征象。

2. 方法

（1）梯度堵管法

采用 50%、75%、100% 的渐进式堵管法，堵管 50% 时将茂菲氏滴管下半部作为堵管器具罩在气管套管的外口上即可，患者能适应堵管，24 h 后堵管器具改用滴管上半部，此时堵管约 75%。100% 完全堵管时将茂菲氏滴管上半部输液管反折，将橡胶帽套上使之形成一个封闭状态，此时为完全堵管。此种堵管方法的优点是堵管后形成的不完全气道阻塞给患者一个人工气道改变的适应过程，同时评估患者心肺功能的储备情况,但频繁更换堵管器具和操作,使医源性感染的概率增加,影响患者的信心,同时堵管期间增加了留置气管切开时间。

(2) 一次性全堵管法

拔管前使用适宜的堵管工具使气管套完全封堵,即为全堵管。一次性全堵管法做不到拔管前患者循序渐进的适应堵管过程,堵管过程中易出现胸闷、憋气,甚至呼吸困难等缺氧表现,造成堵管失败、不能按期拔管,增加了患者的痛苦及心理负担和肺部感染概率,延长了住院时间。

(3) 渐进堵管法

采取更换金属气管套管后再实施堵管的方法。通过更换套管内径较原套管内径小 2～3 号的金属气管套管后,72 h 后患者无呼吸困难、憋气、发绀等不适症状再完全堵管,完全堵管 72 h 后无不适即可拔管。此种堵管方法由于所用管径较小,固定不牢,容易在气管内摆动,从而导致气道黏膜进一步损伤,导致气道出血,增加感染的概率;同时金属气管套管较易脱出气管,造成窒息的危险,且此种操作方法容易造成安全隐患及意外的发生。

(二) 拔管

1. 指征

(1) 患者意识清楚或意识重度障碍转为轻度障碍时。

(2) 吞咽反射存在,咳嗽反射恢复。

(3) 缺氧症状解除,肺部无感染症状,自主有效排痰能力恢复。

(4) 试堵管 2～3 天,无缺氧症状,呼吸平稳。

2. 拔管后观察及护理

(1) 观察患者呼吸功能是否正常,有无出现呼吸频率加快、面色发绀等呼吸困难的表现,及时予以有效高流量吸氧,并备好喉镜、气管切开套管、气管插管和呼吸机。

(2) 患者能否有效自主咳痰排痰,鼓励患者咳嗽咳痰,按需予以吸痰。

(3) 观察切口愈合情况,有无渗血、渗液或者脓性分泌物,气管有无塌陷等。

七、非计划拔管应急处理

(1) 立即吸净口、鼻腔分泌物,通知医生。备好简易呼吸囊、喉镜、气管插管及呼吸机等。

(2) 如早期窦道未形成,套管完全脱出,气管壁通道消失,可紧急经口气管插管。如窦道已形成,套管部分脱出,可将管芯放入套管作引导,沿窦道及切口正中线放回,如能顺利插入,取出管芯,连接氧气管或呼吸机,观察生命体征及氧饱和度情况,如稳定即可。全部脱出或回插有阻力者,如有自主呼吸,予以吸氧、高流量给氧或面罩加压给氧,鼓励自主呼吸及咳痰,同时观察呼吸状况;如呼吸困难或无自主呼吸,应立即重新置管,同时准备好置管所需物品。

（3）必要时行环甲膜穿刺。

（4）严密监测心率、呼吸、血压、氧饱和度等变化。

（5）必要时应用约束带。

（6）神志清醒者,告知留置气管套导管的重要性,做好心理护理。

（7）及时记录。

（8）上报不良事件,并做好相关成因分析和改进。

第五章　胸腔医用管道护理

第一节　心包引流管护理

心包引流是采用针头或者导管经皮心包穿刺,将心包内异常积液抽出或者引流出,以迅速缓解心脏压塞,或者获取心包积液,达到治疗或者协助临床诊断目的的引流方式。也可在心内直视手术下心包腔留置引流管,达到引流的目的。

一、适应证

(1)心包填塞时挽救生命的治疗措施。

(2)超声心动图(UCG)显示舒张期积液深度>20 mm 的患者,或积液较少但为目前疾病病因。

(3)心脏术后需引流渗血渗液。

二、禁忌证

不能纠正的凝血性疾病、抗凝治疗、血小板<5×10^9/L、积液量少、后壁与局限的积液。

三、置管目的

判断积液的性质、协助查找病因,有心脏压塞时,引流积液以减轻症状;发生化脓性心包炎时，排除脓液并局部给药。在导管引流期间，可通过导管将所需药物注入心包腔内，如注入抗结核药、抗肿瘤药及肾上腺皮质激素等。心脏术后引流心包腔渗血渗液，以防止心脏压塞。

四、置入方法

一般在剑突与左肋缘交界处进针，针尖进入心包腔内后，沿穿刺针送入头端柔软的"J"形导引钢丝，拔出穿刺针，再沿远端留置在心包腔内的钢丝将多孔柔软的引流导管推进心包腔，撤除导引钢丝，引流导管尾端与负压引流器相连，进行持续引流。心脏手术心包引流管是放在与心包自由交通的前纵隔内，与纵隔引流管相通。心脏术后直视下放置心包引流管，一般在剑突与左肋缘交界处引出，与胸引瓶或负压引流球相连，进行持续引流。如图 5-1 所示。

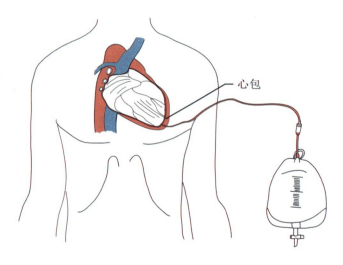

心包

图 5-1　心包引流管示意图

五、护理要点

(一)体位
活动或呼吸不受限时取半卧床或自主体位。

(二)引流装置放置
正确连接负压引流装置，保持负压状态，检查是否漏气，并妥善固定；胸引瓶应低于引流出口至少 60 cm,挂于床档底架上,根据患者的体位变化,及时调整引流瓶的位置,以免引流液倒流,引起逆行感染。

(三)固定

(1)引流管穿出皮肤处用缝线 1～2 针固定,注意松紧适宜,过紧会加重患者不适感,过松则易脱落。

(2)手术完毕缝线固定后,护士每班检查缝线是否妥当固定,以防止管道留置期间,缝线因时间过久或消毒液浸泡而老化断线。

(3)用宽胶布将心包引流管妥善固定于上腹部皮肤,并做好标识,引流管长度要适宜,以患者能翻身为宜,防止引流管脱开、受压、扭折。全麻未醒或躁动患者适当给予使用双手约束带,清醒患者做好解释。

(三)观察与护理

1. 观察引流液颜色及性状

一般可见血性、黄色、脓性心包积液。根据心包液颜色,评估是漏出液、渗出液、出血还是脓性液体,并对症处理。

2. 观察引流速度及量

正常心包腔内含有 30～50 mL 浆液,任何原因使心包腔内液体增加,超过 50 mL,即出现心包积液。当心包积液达 150～250 mL 及以上,即可引起急性心包压塞,需心包穿刺减压。抽液量第一次一般不超过 100 mL,以后每次抽液不超过 500 mL,抽液速度宜缓慢。若术后 3～4 h 内,血性引流液体成人大于 300 mL/h,10 岁以下的小儿大于 4 mL×体重(kg)/h 以上,或突然引流出 100 mL 液体,且无减少趋势,引流液呈鲜红色并伴有血压下降,脉搏增快等低血容量表现,应考虑胸腔内活动性出血,及时通知医生,应做好急诊手术的准备。引流或者抽液过快、过多,可导致心脏急性扩张或回心血量过多而引起肺水肿。

3. 保持引流管通畅

1～2 h 挤压一次引流管,防止引流管堵塞。若引流速度缓慢,连接无菌注射器回抽压力稍大但可抽出液体,则可能为部分通畅。管路内可见异物,回抽不到液体,可能管道发生堵塞,需查找原因,可能是血块或者纤维蛋白阻塞、引流管扭折、引流袋固定过高等引起,应及时予以处理。

4. 观察切口情况

正常情况为敷料整洁干燥,无渗血、渗液,穿刺部位无肿胀或红、肿、热、痛等炎性表现。若出现渗血、渗液,且持续或者进行性增多,局部有肿胀或者出现红、肿、热、痛等炎症反应,应立即汇报医生,并遵医嘱局部伤口换药处理,或加用止血药,继续观察穿刺点或置管处有无肿胀或者渗血、渗液情况。

5. 健康教育

术后做好患者及其家属的健康教育,说明引流管的重要性,做好管道的自我护理。

(四) 并发症观察及护理

1. 机械损伤

常见原因:穿刺针刺破心脏或者冠状动脉撕裂,引起心包积血或者填塞加重。损伤邻近脏器或组织导致气胸或血气胸、腹腔脏器损伤等。

预防措施:采用超声引导下定位穿刺,选择积液量多的部位,并尽可能使穿刺部位离心包最近,测量从穿刺部位至心包的距离,选择合适的进针部位、方向及深度,同时缓慢进针,避免损伤脏器。

2. 心律失常

常见原因:发生血管迷走神经反射,出现心律失常表明损伤了心肌。

预防措施:术中应缓慢进针,注意进针的深度,一旦发生心律失常,立即后退穿刺针少许,观察心电监护情况。

3. 急性肺水肿

常见原因:常见于心包积液抽吸过程中,心包快速减压时发生。

预防措施:抽取液体时要缓慢,首次抽液一般不超过 100 mL。持续引流者应匀速缓慢引流。

4. 感染

预防措施:严格无菌操作,心包引流管置管处用无菌剪口纱布或敷料交叉固定,保持局部皮肤清洁、干燥,每天用 2% 碘伏消毒后,更换无菌敷贴或纱布。根据医嘱使用抗生素,密切观察体温及血常规等指标变化。

六、拔管

(一) 指征

24 h 内引流量减少,引流液颜色正常或无明显变化。当心包积液≤50 mL/24 h,或复查心脏超声显示心包积液已充分引流时,可考虑拔管。

(二) 拔管后观察及护理

监测患者生命体征无变化。穿刺及置管处敷料清洁干燥,无渗血、渗液,患者无不适主诉。

如患者出现穿刺部位疼痛不适、渗液或感染症状,应通知医生进行换药处理,必要时遵医嘱给予药物镇痛治疗。如患者出现心脏压塞症状,应立即报告医生处理,加强病情观察。如局部渗血、渗液多,予以伤口换药或清创缝合处理,继续观察局部切口有无渗血、渗液现象。加强巡视及心理指导,发现病情变化,应立即报告医生,并遵医嘱及时处理。

七、非计划拔管应急处理

引流管部分脱出不可以将其回插,应立即用无菌敷料覆盖伤口并协助医生处理。如全部脱出,处理同拔管后观察及护理。

第二节　纵隔引流管护理

纵隔引流管是纵隔手术或心内直视手术下纵隔腔留置的引流管。

一、适应证

(1) 纵隔气肿(气管、支气管损伤后)导致纵隔器官受压,影响心肺功能。
(2) 纵隔感染局限形成纵隔脓肿。
(3) 心脏术后纵隔腔引流渗血渗液。

二、置管目的

引流纵隔内残存的积血、积液和积气,以利于肺脏早期膨胀、预防感染及其他并发症,如大出血等;观察吻合口是否有早期瘘的情况发生,促进机体功能康复。

三、置入方法

(1) 上纵隔引流切口位于胸骨切迹上 1~2 cm,为 3~4 cm 横切口,依次切开皮肤、皮下组织、颈阔肌浅层,分开胸骨舌骨肌束,剪开气管前筋膜,用手指在气管前间隙内向下钝性分离，达气管分叉平面，使气体充分溢出减压。引流的关键在于气管前筋膜一定要打开，如有分泌物要冲洗干净，置入内径为 0.5～0.8 cm 的软乳胶管，缝合切口，固定引流管。

（2）如纵隔脓肿在侧方，则患者头偏向健侧，在患侧锁骨上切口，用手指探查脓腔，进一步扩大引流口，吸除脓液，反复冲洗后，放置引流管 1～3 根。

（3）纵隔手术如胸腺瘤摘除术、胸内甲状腺肿切除或心脏手术等，多采用劈胸骨切口，术毕应在胸骨后置入长而有侧孔的前纵隔引流管，管外端由剑突下上腹壁另戳口引出体外，连接于水封瓶或负压引流球。如图 5-2 所示。

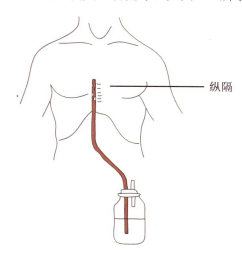

图 5-2　纵隔引流管示意图

四、护理要点

（一）体位

患者清醒后可抬高床头 30°，取半卧位，以利于呼吸及引流。患者咳嗽或者深呼吸时应坐位或半卧位。

（二）引流装置放置

正确连接负压引流装置，保持负压状态，检查是否漏气，并妥善固定；水封瓶引流装置的位置在胸部伤口以下 60～100 cm。调整床的高度，保证引流装置与伤口的距离要在要求的范围内，注意体位的变化，及时调节引流装置的高度。经常巡视，检查引流管及装置的情况，保持通畅，必要时协助医生进行调整。

(三) 固定

(1) 引流管穿出皮肤处用缝线 1～2 针固定,注意松紧适宜,过紧会加重患者不适感,过松则易脱落。

(2) 手术完毕缝线固定后,护士每班检查缝线是否妥当固定,以防止管道留置期间缝线因时间过久或消毒液浸泡而老化断线。用宽胶布将引流管妥善固定于上腹部皮肤。

(四) 观察及护理

(1) 观察引流液颜色及性状

引流液的颜色由血性逐渐变为淡红色乃至淡黄色。术后当日每 15～30 min 观察引流液的颜色、性质、量,及时记录,如每小时引流量>100 mL,持续 3 h 以上,色鲜红,应密切观察生命体征,及时报告医师,给予止血、输血等治疗方法;如每小时引流量>150 mL,持续 3 h 以上,色鲜红,引流管温热,患者出现心率快,血压下降,面色苍白,甚至表情淡漠,即可判断为胸腔有活动性出血,及时报告医师,如经止血、输血治疗仍得不到改善,应及时给予开胸止血手术,协助做好手术前的准备。

2. 观察引流速度及量

一般小儿术后的前 3 h 内引流速度<1 mL/(kg·h),成人术后的前 3 h 引流量<4 mL/(kg·h)。密切观察液体引流出的量、性状以及颜色,并严格记录。术后连续 3 h,每小时引流量超过正常值,立即报告医生进行处理。

3. 保持引流管通畅

1～2 h 挤压一次引流管,防止引流管堵塞。

4. 观察切口情况

保持敷料清洁干燥,观察有无渗血、渗液情况,局部有无红肿、热、痛等炎症反应。若引流管周围皮下气肿,渗血、渗液持续增多,局部有红肿等炎症反应,应立即汇报值班医生。有皮下气肿者,需观察皮下气肿消长情况,严密观察患者体温以及呼吸情况(呼吸的频率、节律、胸廓起伏及是否对称)的变化,如有异常,应立即报告医生。

5. 健康教育

术后做好患者及其家属的健康教育,说明引流管的重要性,做好管道的自我护理。

(五) 并发症观察及护理

1. 心包填塞

心脏术后心包、纵隔引流管相通,需严密观察并保持通畅;若纵隔引流管引流不畅,血块堵塞会诱发心包填塞,导致心脏骤停。

2. 肺部感染

开胸术后纵隔引流管常规放于吻合口下方,于胸第5～6肋间出体表,引流纵隔内残存的积气、积液和血液,需严密观察并保持通畅;若引流不畅,纵隔内残存的积气、积液和血液难以排出,将导致肺不张,引起肺部感染。

五、拔管

(一)指征

水封瓶中无气体溢出,且引流液颜色变浅,引流量<50 mL/24 h,胸片显示肺复张良好,患者无呼吸困难,引流管周围无渗血、渗液或者皮下气肿,可考虑拔管。常规拔管前,夹闭引流管24 h,如患者出现胸闷、呼吸困难时应立即开放引流管,并报告医生进行处理;拔管前异常若处理未见好转,应复查胸片,暂缓拔除引流管,并及时报告医生进行处理。如夹闭引流管24 h未见异常病情变化,可协助医生进行拔管。拔管时应嘱咐患者深吸一口气,屏住呼吸,在患者吸气末期迅速拔管并将伤口进行缝线套扎处理。

(二)拔管后观察及护理

拔管后观察引流口周围皮肤及伤口生长情况,有无炎症反应或者皮下气肿等情况,敷料是否清洁,有无渗血、渗液,患者有无自觉胸闷、呼吸困难等情况。如有异常立即报告医生,局部换药或者清创处理,必要时重置引流管。加强心理护理,若出现疼痛难忍,可遵医嘱给予镇痛药物治疗。指导患者康复性功能锻炼,15 d内伤口局部皮肤保持干燥。

六、非计划拔管应急处理

引流管部分脱出不可以将其回插,应立即用无菌敷料覆盖伤口并协助医生处理。如全部脱出,处理同拔管后观察及护理。

第三节　胸腔闭式引流管护理

胸腔闭式引流是将引流管一端放入胸腔内,另一端连接水封瓶,以便排出气体或胸腔内的液体,使得肺组织重新张开而恢复功能。其作为一种治疗手段广泛地应用于血胸、气胸、脓胸的引流及开胸手术后的伤口引流。

一、适应证

(1) 中量以及大量气胸、开放性气胸、张力性气胸、脓胸、血胸、液气胸。

(2) 胸腔穿刺术治疗肺无法复张者。

(3) 剖胸手术后伤口引流。

二、禁忌证

(1) 出血性疾病、应用抗凝剂、出血时间延长或凝血机制障碍患者。血小板计数$<5×10^9/L$者,应在操作前先输注血小板以达到手术要求。

(2) 全身极度衰竭、病情危重、难以耐受手术操作的患者。

(3) 皮肤感染患者,如皮肤炎症或带状疱疹,应在感染控制后再实施手术操作。

三、置管目的

引流胸膜腔内积气、积液和渗血,重建胸膜腔负压状态,保持纵隔的正常位置,促进肺复张。

四、置入方法

通常在手术室置管,紧急情况下可在病房置管。根据临床诊断、胸部 X 线检查结果及治疗目的来决定置管位置及方法。

置管位置选择：气胸排除气体一般选择在锁骨中线第 2 肋间；血胸和开胸手术引流液体一般选择在腋中线和腋后线之间的第 6～8 肋间；包裹性脓胸、液胸，应根据 X 线、CT 检查和超声定位，选择相应的部位。引流管置入胸腔的长度一般不超过 4～5 cm，以缝线固定引流管于胸壁皮肤上，末端连接无菌水封瓶。如图 5-3 所示。

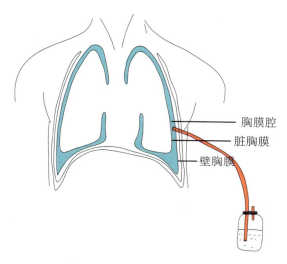

胸膜腔
脏胸膜
壁胸膜

图 5-3　胸腔闭式引流示意图

五、护理要点

(一) 体位

一般给予床头抬高 40°～60°，患者取半坐卧位，并经常变换体位，保持引流管的通畅，患者意识清醒、生命体征平稳、无不适主诉，可按照引流管的放置目的进行体位变动。

(二) 引流装置放置

保持引流系统的密闭性，水封瓶内装无菌盐水 500 mL，水封瓶内的长管应没入水中 3～4 cm，保持密封状态，并始终保持直立。水封瓶的位置应该低于胸部引流口 60～100 cm。当引流瓶高于胸腔位置时，可能导致引流液逆流入胸腔引起感染。水封瓶的长管暴露在水面上或者没入水中的长度＜3 cm，会加重气胸或者影响肺的复张。更换引流瓶或者搬运患者时先用两把止血钳双向夹闭引流管，防止空气进入，放松止血钳时应先将引流瓶安置低于胸壁引流口平面位置。患者体位变化时,及时调整引流装置的高度,发现引流管部分脱出或漏气、皮下气肿、管口渗血渗液时及时汇报医生处理。

(三) 固定

如果引流通畅,将引流管调整至适当深度,即可缝合皮肤切口,并固定引流管,以免滑脱。切口以消毒纱布覆盖,并以胶布固定,引流管必须垂直于皮肤,以免造成皮肤压迫性坏死。导管可用宽胶带做二次固定,避免脱出。

(四) 观察及护理

1. 观察引流液颜色及性状

术后正常的胸液由暗红的血性液体逐渐转为淡红色或淡黄色液体。引流液持续鲜红、黏稠、易凝、温热或有明显血凝块,应考虑有胸腔活动性出血。引流液变浑浊并肉眼可见食物残渣、痰液样的分泌物,应考虑食管或支气管吻合口瘘。引流液变成米白色或乳白色,量较大,应考虑乳糜胸。观察引流液的颜色、性状并准确记录引流量,如有异常,遵医嘱进行再次手术前准备。怀疑有感染者,根据化验结果遵医嘱给予抗生素治疗。保持引流装置无菌,定时更换引流装置,并严格遵守无菌技术操作原则。

2. 保持引流管通畅情况

定时挤压引流管,防止引流管被血凝块或沉淀物阻塞,挤压的方法:双手握住引流管,从距插管处 10～15 cm 开始,两手前后相接,后面的手用力反折引流管,用前面手的示指、中指、环指、小指指腹用力,离心性地快速挤压引流管,反复操作至引流管通畅,如发现患者突发呼吸困难且经上述方法处理无法使导管通畅或患者情况无改善时,立即通知医生进行处理。

3. 观察水柱波动情况

引流管内有液体或者气体引流,引流管无受压、扭曲、折叠、引流管水柱随呼吸上下波动,波动幅度 4～6 cm。如果引流管内无胸引液引出或者无水柱波动,需查明原因,水柱波动幅度过大,提示可能存在肺不张;波动减小,则可能为部分通畅。波动停止可能为血块阻塞、引流管扭折、肺膨胀良好等。护士应多巡视查看,保持引流管位置正确,防止扭曲。尤其在翻身或进行各项护理操作后,如发现受压扭折应及时纠正。

4. 观察切口情况

正常情况为伤口敷料整洁干燥,局部无红肿、潮红等炎症反应,引流管周围皮肤无皮下气肿。若敷料渗血、渗液且持续增多,局部有肿胀或者红、肿、痛等炎症反应,应及时汇报医生处理。严密观察伤口敷料及伤口周围情况,如有皮下气肿应观察气肿的消长情况。如有切口感染征象应报告医生，局部予以伤口换药或清创缝合处理。严密观察患者的体温和呼吸情况（呼吸的频率、节律及胸廓起伏是否对称），如有异常及时报告医生。

5. 健康教育

术后做好患者及其家属的健康教育，说明引流管的重要性，做好管道的自我护理；一旦发生异常，应安抚患者情绪，嘱患者卧床休息，予氧气吸入，并协助医生及时排除异常情况。

（五）并发症观察及护理

1. 切口感染

观察切口有无红、肿、热、痛等炎症反应症状，保持切口敷料整洁干燥并及时更换，如有异常及时报告医生。

2. 感染

常为肺部感染及胸腔内感染。监测体温，密切观察体温的变化以及痰液性状，加强呼吸道护理等，定时给予患者叩背，协助其有效咳嗽排痰等，患者病情稳定后鼓励患者早期离床活动。

六、拔管

（一）指征

一般置管 48～72 h 后，临床观察引流瓶中无气体溢出，且引流液颜色变浅、24 h 引流液＜50 mL、脓液＜10 mL、胸部 X 线摄片显示肺复张良好、患者无呼吸困难等情况，即可拔管。协助医生拔管：嘱患者深吸一口气，在吸气末屏气时迅速拔管，并立即用凡士林纱布和厚敷料封闭胸部伤口、包扎固定。

（二）拔管后观察及护理

拔管后的 24 h 内，应注意观察患者是否有胸闷、呼吸困难、发绀、切口漏气、渗血、渗液、出血和皮下气肿等情况，如发现有异常应及时报告医生进行处理。

七、非计划拔管应急处理

（一）胸腔引流管从胸腔滑脱

胸腔引流管部分脱出不可以将其回插，应立即报告医生处理。如完全脱出，立即嘱患者屏气，同时用手捏闭伤口皮肤，消毒伤口后取无菌凡士林纱布及胶布封闭伤口(无菌凡士林纱布2块,术后常规床边备用),解释并安慰患者,立即报告医生,配合进一步处理。

(二)胸腔引流管连接处脱落或损坏

立即嘱患者屏气,同时两把止血钳双重交叉夹闭引流管或反折引流管(术后床边备用止血钳2把),嘱患者正常呼吸,解释并安慰患者,消毒连接部位,按更换水封瓶操作流程更换整个引流装置,严格执行无菌操作,妥善固定胸引管于床边,观察呼吸及引流瓶内水柱波动情况,交代注意事项,并立即报告医生,配合进一步处理。

第四节　胸腔引流管护理

胸腔引流是将引流管置入胸膜腔,排出胸膜腔内的液体的引流方式。

一、适应证

(1)胸腔积液性质不明,穿刺取液检验。
(2)胸腔积液,有压迫症状,影响呼吸。
(3)脓胸或恶性胸腔积液,进行胸膜腔内给药。

二、禁忌证

(1)穿刺部位有炎症、肿瘤、外伤。
(2)有严重出血倾向。
(3)大咯血、严重肺结核、肺气肿等。

三、置管目的

引流积液,恢复肺的复张,改善呼吸;为明确诊断提供依据;进行胸腔内药物治疗。

四、置入方法

（1）嘱患者取坐位面向椅背，两前臂置于椅背上，前额伏于前臂上。不能起床者可取半坐位，患侧前臂上举抱于枕部。

（2）穿刺点选在胸部叩诊实音最明显部位进行，胸液较多时一般常取肩胛线或腋后线第7~8肋间；有时也选腋中线第6~7肋间或腋前线第5肋间为穿刺点。包裹性积液可结合X线或超声检查确定，穿刺点皮肤做标记。

（3）常规消毒皮肤，戴无菌手套，覆盖消毒洞巾。

（4）用1%利多卡因在下一肋骨上缘的穿刺点自皮肤至胸膜壁层进行局部浸润麻醉。

（5）术者以左手示指与中指固定穿刺部位的皮肤，右手将穿刺针的三通活栓转到与胸腔关闭处，再将穿刺针在麻醉处缓缓刺入，当针锋抵抗感突然消失时，转动三通活栓使其与胸腔相通，置入导管，进行抽液留取标本。助手用止血钳协助固定穿刺针，以防刺入过深损伤肺组织。

（6）抽液结束后导管接引流袋，穿刺点用无菌纱布及胶布固定后嘱患者静卧。如图5-4所示。

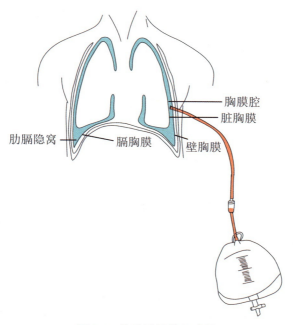

胸膜腔
脏胸膜
肋膈隐窝
膈胸膜
壁胸膜

图 5-4　胸腔引流管示意图

五、护理要点

（一）体位

患者取半坐卧位，经常变换体位，保持引流管的通畅。患者意识清醒、生命体征平稳、无不适主诉，可按照引流管的放置目的进行体位变动（如注射药物，使药物在胸腔内均匀分布）。更换引流袋或者搬运患者时先夹闭引流管，防止空气进入。

（二）引流装置放置

保持引流系统的密闭性，引流袋的位置应该低于胸部引流口 60～100 cm。当引流袋高于胸腔位置时，可能导致引流液逆流入胸腔引起感染。

（三）固定

如果引流通畅，将引流管调整至适当深度，即可缝合皮肤切口，并固定引流管，以免滑脱。切口以消毒纱布覆盖，并以胶布固定。导管可用宽胶带做二次固定，避免脱出。

（四）观察及护理

1. 呼吸观察

观察患者的脉搏和呼吸，注意有无血胸、气胸、肺水肿等并发症发生。如有异常应及时报告医生。

2. 观察引流液颜色及性状

观察引流液的颜色、性状并准确记录引流量，首次排液量不宜超过 600 mL，以后每次抽吸量不应超过 1000 mL，明确诊断抽液量 50～100 mL 即可。如引流液持续鲜红、黏稠、易凝，温热或有明显血凝块，应考虑有胸腔活动性出血；引流液变成米白色或乳白色，量较大，应考虑乳糜胸，及时汇报医生。

3. 保持引流管通畅

定时挤压引流管，保持引流管通畅、无受压、扭曲、折叠。引流停止可能为血块阻塞、引流管扭折、肺膨胀良好等，应及时处理。保持引流装置无菌，每天更换引流袋，并严格遵守无菌技术操作原则。

4. 观察切口情况

正常情况为伤口敷料整洁干燥、局部无红肿、潮红等炎症反应，引流管周围皮肤无皮下气肿。若敷料渗血、渗液且持续增多，局部有肿胀或者红、肿、痛等炎症反应，应及时汇报医生予以伤口换药或清创缝合处理。

5. 健康教育

术后做好患者及其家属的健康教育,说明引流管的重要性,做好管道的自我护理;一旦发生异常,应安抚患者情绪,嘱患者卧床休息,予氧气吸入,并协助医生及时排除异常情况。

(五)并发症观察及护理

穿刺可通过穿刺针气体逸漏或致肺损伤产生气胸,也可出现因损伤肋下血管所致的胸膜腔或胸壁出血,快速排液>1 L 可致复张性肺水肿。需密切观察患者生命体征及引流情况,听取患者主诉,如有异常及时汇报医生,协助处理。

六、拔管

(一)指征

引流管一般放置 24～72 h。原则上是胸腔已无积液,或术后引流液为淡黄色血清样渗液,肺膨胀良好,无需注射药物治疗。拔管前应常规做胸透或拍摄胸片。消毒创口,拆除缝线,嘱患者深吸气后,屏气,迅速将引流管拔出,创口立即以准备好的敷料覆盖包扎,24 h 内应严防敷料移位和脱落,拔管前后应常规听诊肺部呼吸音。

(二)拔管后观察及护理

拔管后的 24 h 内,应注意观察患者是否有胸闷、呼吸困难、发绀、切口漏气、渗血、渗液、出血和皮下气肿等情况,如发现有异常应及时汇报医生进行处理。

七、非计划拔管应急处理

(一)胸腔引流管从胸腔滑脱

胸腔引流管部分脱出不可以将其回插,立即报告医生处理。如完全脱出,立即嘱患者屏气,同时用手捏闭伤口皮肤,消毒伤口后取无菌凡士林纱布及胶布封闭伤口(无菌凡士林纱布 2 块,术后常规床边备用),解释并安慰患者,立即报告医生,配合进一步处理。

(二)胸腔引流管连接处脱落或损坏

立即嘱患者屏气,同时用止血钳夹闭引流管或反折引流管(术后床边备用止血钳 1 把),嘱患者正常呼吸,解释并安慰患者,消毒连接部位,更换引流袋,妥善固定于床边,观察呼吸,交代注意事项,并立即报告医生,配合进一步处理。

第六章　消化道医用管道护理

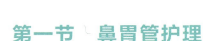

第一节　鼻胃管护理

导管经一侧鼻腔插入,经咽及食道到达胃内。

一、适应证

（1）胃肠道等消化道手术。
（2）胰腺炎。
（3）昏迷、口腔疾患、破伤风患者。
（4）早产儿、拒绝进食、危重患者。

二、禁忌证

（1）颅底骨折。
（2）经口服腐蚀性液体者。
（3）上消化道出血、食管胃底静脉曲张者。
（4）心力衰竭、重度高血压患者。
（5）食道狭窄、食道梗阻或食道连续性缺损者。
（6）严重鼻咽部疾病或一个月内有经鼻、食道手术者。

三、置管目的

（1）通过鼻胃管给药。

（2）通过鼻胃管鼻饲给予能量、蛋白质及微量元素。

（3）术前准备，如洗胃、胃肠减压等。

四、置入方法

（1）插管前充分评估适应证和禁忌证，根据治疗目的选择合适的鼻胃管。

（2）置入胃管长度为测量耳垂-鼻尖-剑突长度，一般成人插入长度 45～55 cm，有误吸、反流患者，推荐延长置入长度，保证胃管末端至胃幽门部。检查胃管是否通畅，用石蜡油纱布润滑胃管前端。

（3）视病情给予半坐位或坐位，无法坐起者取右侧卧位，昏迷患者取去枕平卧位、头向后仰。

（4）可盲插或使用内镜辅助置管。当胃管插入至 10～15 cm（咽喉部）时，嘱患者做吞咽动作，顺势将胃管向前推进至预定长度。为昏迷患者插管，先将患者头向后仰，当胃管插入 10～15 cm 时用手将患者头部托起，使下颌靠近胸骨柄，便于胃管置入。

（5）插管过程中动作轻柔，注意观察患者生命体征，如果患者出现呛咳、呼吸困难、发绀等，疑似误入气道，应拔除胃管休息片刻重插。

（6）盲插后需确认胃管的位置（如：连接注射器回抽可见胃液、检测胃管内抽出物 pH 值＜5.5 及 X 射线判断等方法均可判断置管是否成功）。

（7）使用鼻贴或绳结固定鼻胃管，并标识。如图 6-1 所示。

五、护理要点

（一）体位

鼻饲时，床头抬高 30°～45°，禁忌证

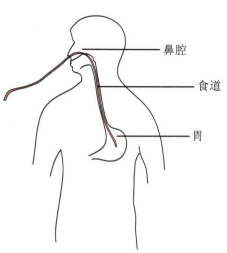

图 6-1　鼻胃管示意图

除外。鼻饲结束后,保持半卧位 30～60 min。

(二) 固定

"工"字形鼻贴固定于患者鼻部,可再使用棉绳系带固定于耳部或头部,鼻部受压处可以使用保护贴减压。管道开口处反折约 5 cm,以纱布包裹后用橡皮筋捆扎,用别针固定在衣领处。

(三) 观察及护理

(1) 向患者及其家属讲解留置胃管的原因、目的、方法及留置期间的注意事项,使患者及其家属消除紧张的情绪,并使其掌握管道自护的要点。对于烦躁患者需妥善固定胃管,并加强看护或使用约束,防止管道滑脱。

(2) 胃管要妥善固定,保持通畅。如注入食物前必须先确认胃管在胃内,并观察胃液有无异常。如无异常可缓慢注入少量温开水,然后再灌注鼻饲药物或流质。鼻饲完毕,再用温开水冲洗胃管,避免鼻饲残液存积在管腔内变质,造成胃肠炎或阻塞管腔。

(3) 每次鼻饲量不宜超过 200 mL,每 2～3 h 一次,温度以 38～40 ℃为宜。

(4) 如需注入药片,应将其碾碎,并使其溶解后再注入胃内,注入后需再次用 20 mL 温开水冲洗胃管。

(5) 留置胃管期间,做好口腔护理,保持口腔清洁,预防口腔感染。

(四) 并发症观察及护理

鼻胃管(包括鼻胃管及口胃管)作为肠内营养管道能导致多种相关的并发症,包括:机械性并发症,如导管堵塞、破损及移位、颅内插入、气胸、食管穿孔、机械侵蚀、黏膜下层通道、主动脉食管瘘、喉痉挛、鼻炎及鼻窦炎。肠内营养也可导致胃肠性并发症,如腹胀、恶心、呕吐、腹泻、消化道溃疡、消化道出血;或代谢性并发症,主要为高血糖、低血糖、电解质紊乱等;以及感染性并发症,如误吸、食道狭窄形成、脓胸等。

1. 机械性并发症

与管道的硬度、插入位置有关,主要有口鼻咽部和口腔食管黏膜损伤、管道阻塞等。

(1) 经鼻导管综合征:是描述经鼻导管插入、咽喉痛及声带麻痹(单侧或双侧)的综合征,症状包括咽喉痛、喘鸣、吞咽困难、声嘶,以及较少见的呼吸困难、耳痛、发热,发生率很低,但是一旦发生会导致严重后果。需要密切观察,及时处理。

(2) 管道堵塞:是拔管的重要原因,用水冲洗管饲管壁是预防导管堵塞的有效方法。2009 年美国肠外肠内营养学会(ASPEN)的指南推荐,每 4 h 用 30 mL 水冲洗管道,每次中断喂养前后用30 mL水冲洗管道,能避免管道堵塞。采用温水进行脉冲式冲管(采用50 mL针筒或者10 mL针筒)也是去除堵塞的方法。

2. 胃肠道并发症

患者可发生恶心、呕吐、腹胀、腹痛、便秘、腹泻等并发症。

(1)胃潴留:管饲方式及患者卧位均对胃潴留有影响。泵注比重力滴注安全性提高,腹泻、呕吐、反流、吸入性肺炎及胃潴留的发生率较重力滴注低。卧位处于30°~45°能较好地减少胃潴留发生率。

(2)腹泻:对于腹泻的护理措施包括个性化的营养液配方,严格控制输注的温度、速度和量,纠正低蛋白血症,合理用药,医护人员相关知识和技术的培训等。

3. 代谢并发症

有的患者可出现高血糖或水电解质代谢紊乱,需注意营养液配方、定期评估代谢指标等。

4. 感染性并发症

若营养液误吸可导致吸入性肺炎。床头抬高30°~45°,患者的反流发生率显著低于平卧位,也能显著降低呛咳、呕吐等情况的发生。

六、拔管

(一)指征

停止鼻饲或长期鼻饲需要更换胃管时,普通胃管每周更换一次,硅胶胃管每月更换一次。

(二)拔管后观察及护理

患者主诉,是否有恶心、呕吐、腹痛及腹胀等情况;患者经口进食及排泄是否良好,营养状况及监测指标是否良好。发现异常情况应及时报告医生,并协助处理。

七、非计划拔管应急处理

发现胃管不慎脱出,协助患者取合适卧位,安慰患者;同时报告医生,评估患者生命体征及腹部体征。根据治疗需要,遵医嘱更换胃管后重新置入,妥善固定。

第二节 口胃管护理

导管由口腔,经咽及食道到达胃内。

一、适应证

(1) 新生儿、早产儿及低出生体重儿。
(2) 颅底骨折患者。
(3) 鼻腔疾患患者。
(4) 有吞咽障碍的脑卒中、皮肌炎等患者。

二、禁忌证

(1) 经口服腐蚀性液体者。
(2) 上消化道出血、食管胃底静脉曲张者。
(3) 心力衰竭、重度高血压患者。
(4) 食道狭窄、食道梗阻或食道连续性缺损者。
(5) 严重口腔疾病或一个月内经口腔、食道、胃手术者。

三、置管目的

(1) 通过口胃管进行胃肠内营养支持,或进行胃肠减压、洗胃、造影等治疗操作。

(2) 对于吞咽功能障碍的患者,间歇口胃管法既是一种营养支持手段,也是一种治疗吞咽障碍的方法。间歇性口胃管插管过程可刺激口腔和咽喉部位的相关肌肉群,改善吞咽功能障碍,避免因长期保留鼻胃管导致的咽喉反射迟钝。

四、置入方法

（1）新生儿取半卧位，选择合适的胃管进行插管操作。使用眉心-脐体表测量法确定为新生儿留置胃管的长度，用液状石蜡润滑胃管的前端，由助手轻捏住新生儿的双颊，促使其张开嘴巴后固定住其头部，操作者轻柔地将胃管从其口腔插入，当胃管插入 5～7 cm（即快到达其咽部）时，助手需使其产生吸吮的动作，此时操作者需迅速地将胃管推送至其胃内，用胶布将胃管妥善地固定在其下巴，并采取二次固定法将胃管固定在其面部。

（2）有吞咽功能障碍的患者，首先选择合适大小的胃管，嘱患者取坐位或半卧位，下颌稍稍抬起；经口腔正中向咽后壁轻柔缓慢地推进导管，当到达咽喉部时，指导患者做吞咽动作（或用汤勺向患者口中滴入几滴水以诱导其做吞咽动作），插入长度 45～55 cm。确定胃管在胃内后即可用注食器注入流质饮食，一般每天插管 3～6 次，每次鼻饲量为 300～600 mL，速度宜慢，温度 38～40 ℃。注食完毕后，应叮嘱患者做深呼吸，在呼气即将结束时快速拔出胃管，保持该体位至少 30 min 方可改变体位。胃管用后用温开水洗净晾干后保存，定期更换。

（3）需要洗胃的患者，可选择多孔且管径较粗的胃管，（洗胃时）嘱患者取平卧位或侧卧位，由口腔置入胃内，插入长度 55～70 cm，顶端到达胃窦部，洗胃效果更好。昏迷患者，可使用胃镜口圈或牙垫放置于上下牙齿之间，避免张口困难及舌咬伤。如图 6-2 所示。

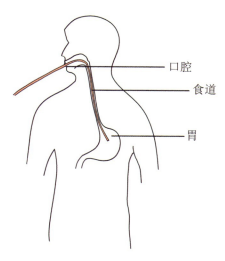

图 6-2　口胃管示意图

五、护理要点

(一) 体位

卧床患者鼻饲时,床头抬高 $30°\sim45°$。病情平稳的患儿和吞咽功能障碍者取坐卧或半卧位。鼻饲结束后,保持该体位 $30\sim60$ min。

(二) 固定

(1) 成人患者可将胃管固定于牙垫上,再次用胶带固定于脸颊。管道开口处反折约 5 cm,纱布包裹后橡皮筋捆扎,别针固定在衣领处。

(2) 新生儿在胃管的外留段标记处用丝线打一死结,将丝线的两端平拉,用透明敷贴固定于左右脸颊,并使丝线末端外露 1 cm。

(三) 观察及护理

(1) 向患者及其家属讲解留置胃管的原因、目的、方法及留置期间的注意事项,使患者及其家属消除紧张的情绪,并使其掌握管道自护的要点。对于烦躁患者需妥善固定胃管,并加强看护或适当约束,防止管道滑脱。

(2) 插管前清理好患者口腔及咽部分泌物,保持口腔清洁,有利于管道插入。

(3) 插管过程中密切观察患者的生命体征、意识状态,出现异常要及时停止插管并对症处理。

(4) 加强基础护理,患者免疫力低下,易使病毒侵入口腔和鼻黏膜,引起口腔溃疡等并发症。

(5) 保持呼吸道的通畅,加强呼吸道管理,定时给予翻身拍背。

(6) 管饲等要点可参看鼻胃管相关章节。

(7) 健康教育:做好患者及其家属的健康教育,说明引流管的重要性,做好管道的自我护理。

(四) 并发症观察及护理

(1) 肠内营养并发症可参看鼻胃管相关章节。

(2) 口腔溃疡、皮肤黏膜压疮。注意观察患者口腔黏膜及口唇部皮肤情况,加强口腔护理,定时更换固定位置,防止口唇舌部长期受压导致医疗器械相关性压力性损伤。

(3) 口胃管破损。部分患者因神志不清出现咬管情况,遵医嘱使用镇静药物,合理放置牙垫,妥善固定胃管,若发现胃管破损予立即更换。

六、拔管

(一) 指征

患者病情好转、吞咽功能恢复,经口进食,洗胃结束,可拔除口胃管。

(二) 拔管后观察及护理

患者主诉,是否有恶心、呕吐、腹痛及腹胀等情况;患者经口进食及排泄是否良好,营养状况及监测指标是否良好。发现异常情况应立即报告医生,并协助处理。

七、非计划拔管应急处理

发现胃管不慎脱出,协助患者取合适卧位,安慰患者;同时报告医生,评估患者生命体征及腹部体征。根据治疗需要,遵医嘱更换胃管后重新置入,妥善固定。

第三节 鼻十二指肠和鼻空肠营养管护理

鼻肠管主要用于肠内营养,可以是任何经过食管和幽门的鼻饲管道,同时根据这个管道末端所在位置进行命名,如果末端在十二指肠,称为鼻十二指肠营养管,如果末端在空肠,称为鼻空肠营养管。

一、适应证

(1) 胃管管饲不耐受。
(2) 胃潴留、胃排空延迟。
(3) 相关性肺炎高风险。
(4) 胃肠道吻合术后。

二、禁忌证

(1) 颅底骨折者。

（2）鼻腔疾患者。

（3）食道狭窄或梗阻者。

（4）远端肠道梗阻者。

（5）胃肠道功能衰竭者。

三、置管目的

通过鼻肠管给予肠内营养,可有效改善患者的营养状况、提高患者的免疫力、促进患者肠道功能的恢复,同时减少肺部感染等并发症的发生,较之经鼻胃管途径有优势。

四、置入方法

（一）床旁盲插法

（1）采用引导丝增加鼻肠管的硬度或直接将鼻肠管制成螺旋形来增加盲插的成功率,近几年,有学者先将鼻肠管置入胃内,然后使用药物,比如使用胃复安加快胃蠕动,使鼻肠管通过蠕动的方式通过幽门,进入小肠。

（2）液囊空肠法是一种新方法,其原理是向鼻肠管头端注入液体,使之成为一个液囊,液囊通过胃蠕动,最终移动至小肠,后抽出液体,而达到置管的目的。

（3）盲插法能发生多种并发症,因此,留置鼻肠管后都需要进行 X 线或者 B 超等检查确定管道末端最终位置。

（二）内镜引导置入法

内镜引导下置入鼻肠管法,就是在内镜的直视下,使用持物钳将导管夹住,慢慢将导管放入指定位置的方法。

（三）成像技术下置入法

成像技术下置入鼻肠管法,主要有在 X 线透视下或在 B 超引导下置入鼻肠管法。X 线透视下置入鼻肠管法主要应用于儿科患者,以及内镜置入困难的患者。B 超引导下置入鼻肠管法,即将超声探头置于幽门处,在成像的基础上进行鼻肠管置入的方法。如图 6-3 所示。

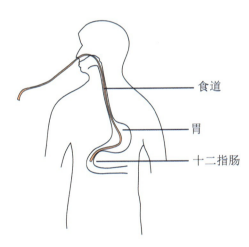

食道

胃

十二指肠

图 6-3 鼻十二指肠引流管示意图

五、护理要点

(一) 体位

置管体位同鼻胃管。鼻饲时抬高床头 30°～45°或协助患者取半坐卧位。

(二) 固定

"工"字贴固定于患者鼻部,可再使用棉绳系带固定于面部,鼻部受压处可以使用保护贴减压。管道开口处反折约 5 cm,以纱布包裹后用橡皮筋捆扎,用别针固定在衣领处。

(三) 观察及护理

(1) 妥善固定鼻肠管,每班检查鼻肠管的位置,并做好交接和记录,嘱咐患者活动时幅度要小,避免管道脱出。鼻饲前确保管道在肠道内,可用注射器回抽,见到胃液,用 20～50 mL 温水冲管后再进行鼻饲,鼻饲完毕后再次注入 20～50 mL 温开水冲洗管道。

(2) 鼻肠管营养支持的一般原则,营养液的滴注应遵循浓度从低到高、容量由少到多、速度从慢到快的原则。

(3) 营养制剂选择遵循的原则:胃肠道功能的完整性是选择肠内营养制剂的金标准。消化功能受损害或吸收功能障碍者,需要简单、易吸收的配方(如水解蛋白、多肽或氨基酸等)。消化道功能完好,可选择完整蛋白质、复杂碳水化合物和较高脂肪的配方。

(4) 掌握好营养液的输注速度,由于肠道容量较小,当给予的肠内营养剂量过大或输注过快时,易发生食管、胃内反流。因此,经鼻肠管鼻饲时,一般采用持续匀速泵入,首次输注速度宜慢,泵入速度由 20 mL/h 逐渐递增,根据患者胃肠道耐受性,个体化调整速度,以达到每日营养需要量。

(5) 控制营养液的温度,营养液的温度一般以接近体温为宜。

(6) 严格记录 24 小时出入量,尤其是尿量及胃肠道分泌物的丢失量,监测水、电解质平衡情况,监测排便次数、肝肾功能、血糖、血胆固醇、甘油三酯及其他营养指标的变化,尤其监测患者血、尿淀粉酶的变化。

(7) 健康教育:做好患者及其家属的健康教育,说明管道的重要性,做好管道的自我护理。

(四) 并发症观察及护理

参照(鼻)胃管鼻饲并发症的观察及护理。

六、拔管

（一）指征

能经口进食，无须经鼻肠营养管行肠内营养支持。

（二）拔管后观察及护理

观察患者可否能经口进食，营养状况是否良好；患者有无不适主诉等。

七、非计划拔管应急处理

发现鼻肠营不慎部分脱出，查看管道留在体内的深度，如位置仍可以满足治疗要求，予重新固定，协助患者取合适卧位，安慰患者，同时报告医生，评估患者生命体征及腹部体征。如完全脱出，根据治疗需要，遵医嘱更换鼻肠管后重新置入，妥善固定。

第四节　胃肠减压管护理

胃肠减压是利用负压和虹吸原理，吸出胃和梗阻近端小肠内的积液、积气及内容物。

一、适应证

（1）急性幽门梗阻及各种原因引起的肠梗阻，急性胃扩张高度膨胀，留置胃管吸出气体及液体减轻症状。

（2）急性消化道穿孔或腹腔空腔脏器破裂，行胃肠减压，减少胃液及内容物向腹腔溢出，减轻中毒症状。

（3）上消化道出血行胃肠减压抽出血凝块，观察胃液颜色。既用于减轻症状，又可观察出血情况。

（4）急性胰腺炎、腹部外伤及急性胆囊炎等各种原因引起的腹膜炎。

（5）胃肠道手术的术前准备，洗胃及预防术后腹胀。

（6）各种服药中毒的洗胃治疗。

二、禁忌证

（1）食管狭窄，严重的食管胃底静脉曲张。

（2）严重的心肺功能不全。

（3）重度支气管哮喘或哮喘持续状态。

（4）食管和胃腐蚀性损伤。

（5）近期有上消化道大出血史及极度虚弱者。

三、置管目的

（1）吸出毒素，观察胃肠道出血情况。

（2）降低胃肠道内的压力，改善局部血液供应。

（3）利于炎症局限，促进胃肠蠕动功能恢复。

四、置入方法

管道置入方法参见鼻（口）胃管相关章节。如图 6-4 所示。

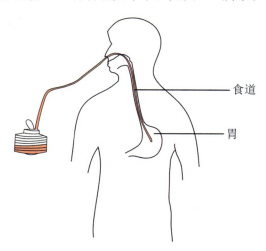

图 6-4　胃肠减压示意图

五、护理要点

(一)体位

无禁忌证者可抬高床头 30°～45°。

(二)引流装置放置

确定胃肠减压管在位,在置入的长度处进行标记,接负压引流器,将负压引流器固定在患者衣服上或枕头上。

(三)固定

胃管的固定可参照鼻(口)胃管相关章节。

(四)观察及护理

1. 观察引流液的颜色、性质及量

密切观察胃肠减压管引流液的量,过多时及时更换或倾倒;引流出血性液体时及时汇报医生,配合处理。

2. 保持管道通畅

在患者置管期间,应做好交接,定时巡视,检查引流管是否折叠、扭曲;告知患者置管的这段时间内,翻身、坐起及下床时不可将管道反折、弯曲,如发现管道异常,应及时汇报医护人员检查胃肠减压管是否堵塞。定时挤压胃肠减压管,查看管道中引流液有无波动,检查负压引流器中是否有引流液;如怀疑管道堵塞,应用生理盐水冲管,回抽,调整管道位置,确保管道在位通畅。

3. 保持持续有效负压引流

插入的胃管固定好后,将其连接在一次性负压引流球或负压引流器上,将负压引流器压至 2/3(-7 kPa);胃肠减压引流液满 1/2(-5 kPa)时及时倾倒或更换,并将负压球再次压至 2/3(-7 kPa);引流器或引流球应每日更换一次。

4. 观察记录患者腹部体征

观察记录患者肠鸣音的恢复时间、肛门排气及排便时间,及胃肠道不适症状。

5. 生活护理

口腔护理或刷牙 2 次/天,定期用含漱液漱口,保持口腔清洁舒适。口唇涂以甘油等润唇剂。遵医嘱充分静脉补液,保持出入量平衡。

6. 健康教育

做好患者及其家属的健康教育,说明引流管的重要性,做好管道的自我护理。

(五) 并发症观察及护理

1. 肺部感染

胃肠减压引流不畅、呕吐及胃液反流误吸等,易引起肺部感染。保持引流通畅、床头抬高等减少反流误吸,可有效预防。

2. 电解质紊乱

术后患者禁食水及胃肠减压,患者肠蠕动恢复慢,排气时间延迟;不能早期进食,长时间胃液的抽出易造成电解质紊乱,需监测患者电解质情况,倾听患者主诉,遵医嘱对症处理,保持电解质平衡。

3. 其他

胃肠减压插管过程可刺激迷走神经兴奋引起心脏骤停;或插管时患者恶心呕吐较剧,引起腹内压骤增,内脏血管收缩,回心血量骤增,导致心脏负荷过重或主动脉破裂(主动脉炎或夹层动脉瘤)。

六、拔管

(一) 指征

拔除胃肠减压管的指征,以肠鸣音恢复,胃肠减压管引流量减少,同时有肛门排气或排便为准。在拔管之前,可先停止负压吸引 24 h,如果患者没有恶心、呕吐、腹胀等情况,可考虑拔管。

(二) 拔管后观察及护理

对胃肠减压已停止的患者,仍应继续观察胃肠道症状及体征情况,以便及时处理。

七、非计划拔管应急处理

发现胃管不慎脱出,协助患者取合适卧位,安慰患者;同时报告医生,评估患者生命体征及腹部体征。根据治疗需要,遵医嘱更换胃管后重新置入,妥善固定并继续负压吸引。

第五节　三腔二囊管护理

导管的两个气囊分别为胃气囊和食管气囊,三腔管内的三个腔分别通往两个气囊和患者的胃内。

一、适应证

难以控制的门静脉高压症合并食管胃底静脉曲张、静脉破裂出血等。

二、禁忌证

(1) 鼻腔疾患无法经鼻腔插管者。
(2) 患有严重心肺疾病者,不能耐受置管者。
(3) 因意识不清等原因,不能配合完成操作者。

三、置管目的

(1) 食管气囊及胃气囊压迫食管胃底曲张静脉止血。
(2) 胃管连接负压吸引或抽吸观察出血及止血情况。
(3) 经胃管冲洗胃腔,清除积血。
(4) 通过胃管早期给予肠内营养,促进肠道功能恢复。

四、置入方法

(1) 置管前护理人员应先向患者及家属讲解置管操作的目的,操作方法,以及过程中可能出现的不良反应。安抚患者的情绪,使其配合置管治疗。
(2) 插管前应先建立静脉通道,准备好止血药、输血等应急物品。
(3) 患者取仰卧位、半卧位或侧卧位,头偏向一侧,避免呕吐物误吸进入气道。
(4) 用液状石蜡充分润滑三腔二囊管表面及气囊,自一侧鼻腔置入三腔二囊管,插管深度 55～65 cm,用胶布固定外露部分,先向胃囊注气 150～200 mL,使气囊压力达到 50 mmHg 并封闭管口。

(5) 去掉胶布,轻轻将胃管向外牵拉,使胃囊压迫胃底部曲张的静脉,观察出血情况,如仍有出血,再向食管囊注气 100 mL,使压力达到 40 mmHg 并封闭管口,使气囊压迫食管下段的曲张静脉。如图 6-5 所示。

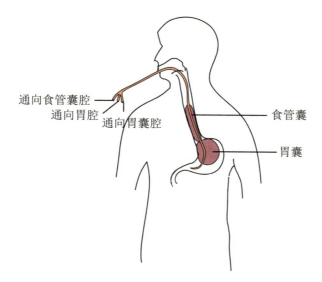

图 6-5　三腔二囊管示意图

五、护理要点

(一) 体位

置管后患者取仰卧位或侧卧位,牵引间歇期头偏向一侧,易导致患者背部及臀部皮肤压力性损伤,应加强受压处皮肤保护。

(二) 引流装置放置

(1) 置管深度超过 60 cm,牵引位置良好。

(2) 每 4 h 测定气囊内压力一次,胃囊、食管囊内充气压力准确,气囊位置准确且固定良好,没有漏气或移位。

(3) 通向胃的导管如接负压行胃肠减压引流积血,保持负压持续稳定。

(三) 固定

滑轮装置悬吊固定,以 500 g 重物应用牵引法固定三腔二囊管。

(四) 观察与护理

1. 观察出血情况

严密观察患者生命特征,每小时进行一次胃内容物抽吸,观察抽取物和排泄物数量、颜色。

2. 观察胃气囊和食管气囊的位置

若患者感到胸骨下不适,出现恶心呕吐或心电监护显示心律不齐,应考虑是否有胃气囊进入食管下段挤压心脏的可能,应给予适当调整。

3. 观察气囊有无漏气

每隔 4~6 h 分别检测食管气囊和胃气囊的压力。若气囊破损会导致三腔管滑脱至咽喉部,引起呼吸困难和窒息。应立即抽出食管囊内气体或剪断三腔管,放出气体。

4. 定时检查清理鼻腔

保持鼻腔清洁湿润,每日两次向鼻腔滴入液状石蜡,减少三腔管对鼻黏膜的损伤。

5. 定时放气

首次置管 12 h 后,放气 15 min 再加气,以免食管、胃底黏膜长时间压迫形成溃疡,之后每隔 6~12 h 放气一次,每次放气时间 15~30 min,置管压迫时间不超过 72 h。

6. 营养支持

置管期间禁食,给予静脉补液,维持水电解质平衡。出血停止后,遵医嘱从胃管腔内注入流质,少量多次,逐渐过渡至半流质及正常饮食。

7. 健康教育

置管期间做好患者及其家属的健康教育,说明引流管的重要性,做好管道的自我护理。

(五) 并发症观察及护理

1. 黏膜损伤、出血、坏死

常因为压力过大,压迫过久导致。置管前充分润滑管道,监测压力,避免压力过大,根据病情定时放气及时拔除。

2. 呼吸困难

因为胃气囊未完全通过贲门部,压迫局部;或剧烈恶心、呕吐,导致胃气囊漏气及食道气囊移位压迫咽部及气管引起。如发生应立即剪断管道,放尽囊内气体并拔管,解除堵塞。

3. 心律失常

因为胃气囊未完全通过贲门部,压迫局部致胃迷走神经反射引起。确定胃气囊的位置,监测压力防止移位;如发生应立即剪断管道,放尽囊内气体并拔管,解除堵塞,并积极配合抢救。

4. 其他

部分患者治疗过程中可能出现肝性脑病、电解质紊乱等并发症,临床护理上需持续评估,如发现患者有嗜睡、烦躁、行为异常等情况应及时报告医生处理。

六、拔管

(一)指征

当患者出血症状消失超过 24 h,并且在气囊排气情况下超过 24 h 再无出血症状时可予以拔管。

(二)方法

拔管前口服液体石蜡 30 mL,使黏膜与导管外壁润滑后,反折胃管开口末端缓慢拔出。

(三)拔管后观察及护理

观察患者有无出血情况,有无呕血及黑便。患者有无因食管胃底黏膜长期受压而发生糜烂、出血或坏死。

第六节　鼻胆管护理

经内镜鼻胆管引流术(Endoscopic Nasobiliary Drainage,ENBD)是在诊断性内镜下逆行胰胆管造影术(Endoscopic Retrograde Cholangiopancreatography,ERCP)的基础上建立起来的,较为常用的内镜胆道引流方法。鼻胆管是采用一条细长的管道在内镜下经十二指肠乳头插入胆管中,另一端经十二指肠、胃、食管、咽等从鼻孔引出体外,以建立胆汁的体外引流管道。

一、适应证

一般良恶性疾病引起的胆道梗阻均可行鼻胆管引流。

（1）恶性胆道梗阻，作为迅速减轻黄疸和改善全身情况的措施，晚期肿瘤患者可作为姑息治疗的手段。

（2）ERCP 后或碎石后预防结石嵌顿及胆管感染。

（3）急性化脓性梗阻性胆管炎。

（4）创伤或手术所致的胆瘘。

（5）炎性或创伤性胆道狭窄。

（6）急性胆源性胰腺炎。

（7）其他，如溶石治疗及局部放疗或化疗，临床须重复胆管造影或采集胆汁进行生化和细菌学检查者。

二、禁忌证

（1）重度食管静脉曲张并有出血倾向者。

（2）病情危重、心肺功能不全等不能耐受插管者。

三、置管目的

简便、有效地解除胆道梗阻，通过引流达到减压、退黄、控制感染的目的。

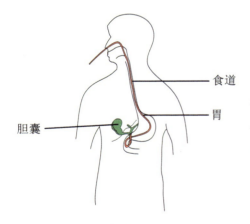

食道

胃

胆囊

图 6-6　鼻胆管护理示意图

四、置入方法

患者取左侧俯卧位，先常规行 ERCP 检查，将造影导管插入胆管，先抽胆汁，再注入造影剂，明确胆管梗阻的原因、部位和梗阻上、下段情况，借助导丝将鼻胆管远端置入梗阻段以上的胆管，见胆汁自导管流出，退出内镜，留置鼻胆管，经鼻孔引出体外。如图 6-6 所示。

五、护理要点

(一) 体位

床头抬高 15°～30°,平卧位与侧卧位交替,体位变动或下床活动时防止引流管受压、扭曲、扭折。

(二) 引流装置放置

根据治疗要求接引流袋或负压引流装置。

(三) 固定

鼻胆管用胶布妥善固定于鼻翼及颊部,再固定于耳后,标明鼻部管道刻度及位置,用棉线再次固定。

(四) 观察及护理

1. 妥善固定

置管期间注意管道有无扭曲、受压、折叠、阻塞、移位。变更体位或活动时注意妥善固定引流管,防止导管脱出。

2. 定时抽吸鼻胆管

引流管末端连接引流器或注射器,每日更换。抽吸速度应缓慢,一般白天半小时到 1 h 抽吸一次,夜间延长抽吸时间,注意力度,遇到阻力不能强行抽吸,重症胆管炎患者可缩短抽吸间隔时间。

3. 观察引流液的颜色、性状及量

观察并记录引流液的量、颜色和性质的变化有助于判断病情。正常胆汁为黄色或金黄色,稠厚色清、无渣。胆汁引流量一般由多到少,长期胆道梗阻及黄疸的患者胆汁可为深黄色或酱油色,梗阻缓解后颜色逐渐变为淡黄色,同时患者腹胀、黄疸的症状及体征逐渐减轻,化脓性胆管炎在解除梗阻后腹痛、发热等中毒症状明显改善。留置初期引流量可达 200～750 mL/d 以上,梗阻患者梗阻解除及炎性水肿消除后部分胆汁排入十二指肠,鼻胆管内引流量逐渐减少,症状明显好转。如引出无色液体,且量少(50～200 mL/d)应疑为导管移位,可做 X 线检查以确定导管位置。如引流量少,症状改善不明显者,说明引流部位不当,应汇报医生调整管道或重新置管。胆汁浑浊应考虑感染的可能,如有血性液体流出则应考虑胆管出血,引流过程中应注意观察泥沙样结石排出情况。

4. 冲洗导管注意事项

冲洗时应严格执行无菌操作,注意控制冲洗速度和压力,切忌用力过猛、冲洗

速度过快或压力过大造成胆道压力骤然增高发生逆行感染或毒血症等不良后果。冲洗前应先低压回抽等量的胆汁,再缓慢注入无菌生理盐水,不可用力回抽,以防阻塞物进入引流管深部造成再通困难。若引流液中有大量的白色絮状物或泥沙,应用敏感抗生素进行胆道冲洗,既可预防鼻胆管阻塞,又可预防和控制胆道感染。引流袋的位置应低于胸部水平,以免引流液倒流入体内造成感染。定时进行胆汁培养,并根据胆汁培养及药敏结果及时调整抗生素。如合并胆道出血,可遵医嘱用 1:10000 肾上腺素盐水冲洗,每次 20~100 mL,2~3 次/天。

5. 健康教育

术后做好患者及其家属的健康教育,说明引流管的重要性,做好管道的自我护理。

(五)并发症观察及护理

1. 鼻胆管堵塞

由于鼻胆管体内走行长,管径细,故易出现嵌顿、脱出、堵塞等,特别是胆汁内含有脓栓或泥沙样结石排除时更易堵塞。表现为无胆汁引出,负压抽吸无效,胆道冲洗时阻力较大,不能注入。若进食后胆汁引流量突然减少或由黄色变成白色十二指肠液,胆道冲洗较通畅,但患者白细胞不降及黄疸不见消退或好转反而加重,此时应怀疑是导管脱出,X 线下推注造影剂或摄片可证实。若结石沉渣或脓性絮状物堵塞导管,可采用无菌生理盐水进行低压冲洗。若抽吸时注射器有负压,则可能与导管插入过深或折叠有关,可在 X 线下调整导管的位置。若鼻胆管间歇引流不畅,X 线造影证实导管在胆管内,病情稳定,可不作处理,因为导管可起到支撑奥迪括约肌的作用,防止胆石再次嵌顿、堵塞胆管。

2. 注射性胰腺炎

该类型并发症最常见,多因注药压力过高反流至胰管内,或结石嵌顿及结石排出过程中造成胰管高压等所致,主要表现为腹痛及血尿淀粉酶值增高,因此需密切观察患者的反应,倾听患者主诉,监测血尿淀粉酶值的变化,及时给予对症处理。若出现急性胰腺炎的表现,在上述处理的基础上,遵医嘱加用生长抑素等对症处理,并加强止痛、营养支持等治疗。

3. 胆道感染

主要是由于消毒不彻底、造影剂注入过多或残余结石所致。临床上主要表现为术后 72 h 内出现上腹剧痛、寒战、高热、黄疸、白细胞增高。术后保持引流通畅,每天更换引流装置,严格执行无菌操作,遵医嘱使用抗生素,使用物理降温或药物降温,并加强基础护理及保持环境的舒适。

4. 消化道出血

多发生于切口过大,切开方向错误及乳头部血管变异等情况,致微小动脉凝血不足引起。遵医嘱给予护胃、止血等治疗,并给予吸氧、心电监护,可行内镜下止血处理,同时密切观察引流液、大便的颜色、性质及量,注意有无继续出血的现象。向患者解释发生该情况的可能原因,以及已经采取的措施,缓解患者恐惧和焦虑的情绪。

六、拔管

(一)指征

(1)血常规、血尿淀粉酶恢复正常。

(2)引流排出胆汁逐日减少,颜色变清亮。

(3)肝功能指标中胆红素值逐日减低而趋于正常。

(4)引流管抬高或夹闭24 h以上,患者无腹痛、发热、黄疸加重等症状。

(5)通过引流管做胆道造影检查,确认胆总管无阻塞,无结石存在。

(二)拔管后观察要点

观察患者体温、黄疸、腹痛及腹胀等症状。监测患者血象及血尿淀粉酶等指标的变化。

七、非计划拔管应急处理

导管部分脱出不可以将其回插,应立即报告医生处理。如全部脱出,处理同拔管后观察及护理。

第七节 胆囊穿刺引流管护理

经皮经肝胆囊穿刺置管引流术(Percutaneous Transhepatic Gallbladder Drainage,PTGD)是在超声引导下经皮经腹膜或经皮经肝胆囊穿刺置管引流胆囊及胆道胆汁或脓液的技术。

一、适应证

（1）急性化脓性胆囊炎患者，尤其适用于高龄、合并有严重的全身性疾病不能耐受全身麻醉及外科手术的患者。

（2）各种原因导致的胆总管梗阻、急性化脓性胆管炎伴有胆囊扩张，胆囊压力增高，不能耐受手术者。

二、禁忌证

（1）有明显出血倾向者。

（2）患者一般情况差，有大量腹腔积液，尤其是存在肝前积液者。

（3）胆囊充满结石但胆囊腔过小者。

（4）胆囊萎缩，患者肥胖，肠腔积气等，B超检查胆囊全貌显示不清者。

（5）胆囊坏疽已穿孔，合并腹膜炎者。

三、置管目的

（1）避免急诊手术带来的风险，而且能迅速缓解临床症状。

（2）引流胆汁，减轻胆道压力。

（3）使急性胆囊炎病情缓解，为后期治疗提供保障。

四、置入方法

1. 置管前准备

详细询问病史，收集资料，做好各项常规检查。保持穿刺部位的皮肤清洁干燥，建立静脉通道，有心肺功能异常者给予心电监护仪监护，以防意外。同时注意呼吸对穿刺定位有影响，指导患者配合穿刺，并遵医嘱给予术前用药，进行碘过敏试验，备好物品及药物。

2. 穿刺置管

患者采取仰卧位，B超定位后，1%普鲁卡因局部浸润麻醉穿刺部位，选择PTGD套管针，在B超引导下经皮经腹膜或经皮经肝胆囊穿刺，由胆囊体部刺入胆囊腔内，留置外套引流管一般约5 cm。拔除针芯后，用注射器连接套管，缓慢抽尽胆囊内胆汁,将引流管固定于皮肤后,接无菌引流袋,进行持续引流。

3. 穿刺过程中病情观察

穿刺中根据医嘱需要指导患者配合穿刺呼吸、屏气,并配合医生操作。同时密切观察患者的生命体征,观察患者的反应及主诉。穿刺成功后将胆汁标本送检。如图 6-7 所示。

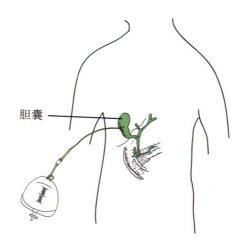

胆囊

图 6-7　胆囊穿刺引流管示意图

五、护理要点

(一) 体位

患者病情平稳后可取半坐卧位。

(二) 引流装置放置

在患者右侧将引流袋固定于床旁,引流袋放置平卧时不可高于腋中线,活动时引流袋低于引流管出口垂直距离 10～15 cm。

(三) 固定

缝线固定或引流管固定器固定引流管后,在引流管出皮肤处可用弹力胶布再次固定管道外露部分。

(四) 观察及护理

1. 生命体征的观察

密切监测生命体征的变化,同时开放静脉通道,遵医嘱补液,维持水、电解质及酸碱平衡。遵医嘱使用相应的抗生素控制感染及给予止血药。高热患者给予物理降温,保持床单、衣服干燥平整。同时,尤其年老、体弱、自理能力低下患者应注意呼吸变化,定时给予翻身拍背、指导有效咳嗽,以防并发肺部感染。

2. 引流的观察

引流管出皮肤处应做好置管深度标记,导管妥善固定,防止移位。防止导管扭曲、折叠、受压,翻身及下床活动时防止管道脱出及引流液逆流。同时,穿刺孔处定期消毒,术后 3 天内防止患者剧烈咳嗽和呕吐,以免导管脱出,发生胆瘘。术后 1～2 天胆汁可呈脓性、墨绿色或有絮状分泌物等情况。经引流通畅及有效的抗感染处理后,一般 3～4 天后胆汁可转为棕黄色或金黄色,胆汁引流量在 50～600 mL/d,如在引流过程中,引流量突然减少或无胆汁引流出时应疑为导管堵塞或脱出,汇报医生,及时处理。

3. 胆囊炎症状、体征的观察

胆囊炎症状、体征的减轻或消失是治疗有效的重要指标之一。如 24～48 h 无症状改善,应考虑胆道梗阻存在或胆囊发生坏死。术后护理人员应注意观察患者腹痛有无减轻,腹部压痛程度、范围、反跳痛及肌紧张的情况,如有异常变化及时通知医生给予处理。

4. 引流袋的更换

多采用抗反流引流袋,每周更换 1 次。更换时,首先夹闭引流管后分离引流袋和引流管,然后用碘伏棉签由内向外消毒引流管的内口、外口,最后连接无菌引流袋,轻轻挤压,保持引流管的通畅,更换中要严格遵循无菌原则。

5. 健康教育

耐心细致地指导患者掌握自我护理引流管的方法,观察其引流液的量、颜色及性状,如有异常应及时告知医护人员。

(五) 并发症观察及护理

1. 胆瘘

术后密切观察腹部症状和体征,24 h 内限制患者过度活动,妥善固定引流管,翻身时注意防止滑脱,防止因导管脱落而发生的胆瘘。如果出现胆瘘,应密切观察腹膜炎症状,及时进行引流,保证引流通畅,必要时急诊行手术治疗。

2. 结肠损伤及继发感染

穿刺点可选在胆囊的上、中 1/3 交界处,因该处有较多的脂肪组织覆盖,可减少胆瘘的发生及结肠的损伤。护士应密切观察患者腹部症状及体征,及时发现并处理并发症。

3. 出血

术前常规进行凝血功能检查,术后注意伤口敷料、腹部体征及引流情况,密切观察生命体征的变化,同时可遵医嘱使用止血药物。如果出现活动性出血,及时汇报医生,遵医嘱给予相应处理措施。

六、拔管

(一) 指征

(1) 黄疸消退,无腹痛、发热;胆汁引流量逐渐减少,颜色呈透明金黄色,无脓液、结石,无沉淀物及絮状物,可以考虑拔管。

(2) 拔管前要进行胆道造影,证实胆囊管是通畅的。

(3) 观察确认有无发热、腹痛、恶心、黄疸等症状。

(二) 拔管后观察及护理

拔管后密切观察患者腹部体征、体温、切口敷料清洁度等情况。

七、非计划拔管应急处理

引流管部分脱出不可以将其回插,应立即用无菌敷料覆盖伤口并协助医生处理。如全部脱出,处理同拔管后观察及护理。

第八节　经皮肝穿刺胆道引流管护理

经皮肝穿刺胆道引流术(Percutaneous Transhepatic Cholangial Drainage, PTCD)是在 X 线透视或超声引导下,用特制穿刺针经皮穿入肝胆管,将造影剂注入胆道,使整个胆道系统迅速显影,了解梗阻部位、程度和原因后,再用特制的带有外套(鞘)的穿刺针插入梗阻的胆管进行置管引流的技术。

一、适应证

恶性肿瘤导致的胆道梗阻行姑息性胆道引流、急性梗阻性化脓性胆管炎行急症胆道减压引流、重度黄疸的术前准备、良性胆道狭窄、术后胆道狭窄、放疗后胆道狭窄、先天性胆道狭窄等。

二、禁忌证

（1）各种原因导致的大量腹水患者。
（2）凝血功能异常或血小板$<50\times10^9/L$者。
（3）肝内胆管被各种原因分隔或多腔，不能引流整个胆道系统者。
（4）肝包虫病者。
（5）肝硬化失代偿期、肝脏肿瘤者。

三、置管目的

解除胆道梗阻、减轻黄疸、改善全身状况，可为后续治疗提供通路，延长患者的生存时间和提高生命质量。

四、置入方法

传统的 PTCD 术，术前往往在 X 线透视下凭经验在右腋中线上下第 7、8 或 9 肋间进针向胸椎 11、12 间隙盲目穿刺，虽也有较高的成功率，但也有一定失败率，有时常需反复多次进针，增加了患者出血、胆漏、副损伤和感染的概率。

近年来，由于高分辨率超声仪器的使用和导管技术的改进，PTCD 可以在超声引导下或在 X 线透视结合超声引导下实施，提高了置管的准确性。比较理想的方法是在穿刺时选择 B 超引导下进行，成功后即在 X 线透视下，先注入少量造影剂，了解清楚主要胆管走向，然后送入导丝，向胆总管方向滑动，再置入导管，头端尽量靠近阻塞部位近端。如图 6-8 所示。

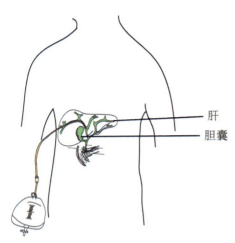

肝
胆囊

图 6-8　经皮肝穿刺胆道引流管示意图

五、护理要点

(一) 体位

术后平卧 4~6 h,卧床休息 24 h,以免增加腹内压。24 h 后可抬高床头 15°~30°,床上活动时或下床活动时应防止引流管受压、扭曲、扭折,严防脱落。

(二) 引流装置放置

引流袋始终低于管口(PTCD 管出腹壁皮肤处),以免引流液逆行感染。

(三) 固定

缝线固定两针后用胶布固定于引流管口旁皮肤上或使用引流管固定器固定。

(四) 观察及护理

1. 观察引流液的颜色、性质和量

PTCD 术后,观察有无血性胆汁流出,长期胆道梗阻合并感染者术后 1~2 天胆汁呈墨绿色,或有絮状分泌物,如引流通畅,并经有效抗感染治疗,一般 3~4 天以后逐渐呈棕黄色或金黄色,胆汁量每天 300~500 mL。若胆汁突然减少或 24 h 引流量少于 100 mL,排除经内引流流入肠腔中外,要怀疑引流管堵塞或胆漏,应及时造影及行胆道冲洗。若胆汁引流量少、质地稀薄,又排除引流管堵塞,黄疸不减退或加深,要考虑肝功能衰竭。

2. 保持引流通畅

防止引流管受压扭曲、折叠。术后妥善固定引流管于床旁,告知患者及其家属翻身活动时,注意防止引流管牵拉而脱出。对于烦躁的患者,应专人看护,必要时使用约束带。每日在无菌操作下更换引流袋并做好标识和记录。

3. 观察引流管周围皮肤及伤口情况

敷料有无渗血、渗漏胆汁。如管口红肿,周围有分泌物,应在无菌操作下用镊子夹取 2% 碘伏棉球和 75% 酒精消毒引流管口及周围皮肤,待干,涂氧化锌软膏,无菌剪口纱布包绕引流管并胶布固定,定时更换纱布,若纱布受潮及时更换。

4. 引流袋的更换

多采用抗反流引流袋,每周更换 1 次。更换时,首先夹闭引流管,分离引流袋和引流管,然后用碘伏棉签由内向外消毒引流管的内口、外口,最后连接无菌引流袋,轻轻挤压,保持引流管的通畅,更换中要严格遵循无菌原则。

5. 健康教育

术后做好患者及其家属的健康教育,说明引流管的重要性,做好管道的自我

护理。

6. 出院指导

PTCD 作为晚期恶性梗阻性黄疸患者姑息性治疗的一种常用手段,术后需很长的一段时间携带引流管,出院患者需要掌握自我护理方法。护理人员可借助电话、微信群、病友会等多种方式,讲解有效引流、无菌操作、保护皮肤、合理营养等相关知识。教会患者观察引流情况及更换引流袋的方法。指导低脂饮食,避免高脂肪、高胆固醇食物,不吃油炸食品,戒烟酒,注意饮食卫生;如胆汁引流过多,应增加含钾食物。若出现腹痛、发热、寒战、黄疸,或引流管堵塞、滑脱,引流液有恶臭味及化脓物或引流量超过 1000 mL,应及时就诊。定期随访复查,如彩超、肝功能指标等。

(五) 并发症观察及护理

1. 出血

常因穿刺损伤胆管附近血管引起,尤其是反复多次穿刺操作时易发生,且该并发症与肝脏、胆道的基础状态有一定关系。预防关键在于:术前应积极控制胆道感染,改善肝功能,术中应操作轻柔,避免反复的穿刺进针,减少血管损伤可能。如出血量不多,可保持引流通畅,严密观察心率、血压和血常规中血红蛋白的变化,补充维生素 K,多数可自行止血。如出血较多,引起血红蛋白明显下降,可汇报医生向引流管内注入止血药,如经稀释的去甲肾上腺素溶液,暂时夹闭引流管观察;若胆道出血时间长、出血量大甚至有血压下降等休克表现,应考虑动脉胆管瘘,应及时汇报医生,遵医嘱给予输血、止血及抗休克等治疗;若病情继续恶化,可行急诊手术止血。

2. 胆道感染

保持引流通畅,减轻胆道压力。对于胆汁浓稠,尤其是胆管多发结石的患者,可适当进行胆汁的抽吸及生理盐水低压胆道灌洗,防止引流管堵塞;严格执行无菌操作,包括 PTCD 手术及术后引流管冲洗护理,是预防胆道感染的重要手段。护理上要监测体温变化,观察穿刺处有无红肿及脓性分泌物,若有,及时更换穿刺处敷料,如患者寒战、高热、黄疸加重、白细胞升高,遵医嘱用药并行冲洗引流。

3. 胆道引流管脱出

常见于意外拔管或留置胆道引流管时间长的患者。术后早期引流管脱落因未形成窦道,易出现胆漏。留置胆道引流管 2 周以后脱出,可因窦道形成不容易出现胆漏症状,但需及时经窦道重新置管,否则需再次手术引流。为避免胆道引流管脱出,首先需使引流管在胆道内有合适的走行长度,过浅易脱出(≤5 cm),过深则可能导致引流管盘曲而引流不畅;其次是妥善固定引流管,同时嘱患者活动时注意保护好引流管,减少不必要的活动,对于意识不清或躁动者,可遵医嘱予肢体制动及适当镇静。

4. 胆汁性胰腺炎

引流胆汁量锐减或无胆汁引出,患者出现持续性上腹痛,并伴有恶心、呕吐、发热及腹膜刺激征等症状,可查血清淀粉酶明确是否发生胆汁性胰腺炎,嘱患者禁食并立即通知医生进行处理。

六、拔管

(一)指征

(1)拔管时间宜视患者情况而定,最快不少于2周。

(2)引流管排出胆汁逐日减少,颜色变清亮。

(3)大便颜色正常。

(4)血清胆红素逐日降低而趋于正常。

(5)引流管抬高或夹闭24 h以上,患者无腹痛、发热、黄疸加重等现象。

(6)做胆管造影检查,确认胆总管无阻塞,无胆结石存在。

(7)永久性置管患者每3～6个月需更换引流管一次。

(二)拔管后观察及护理

拔管后伤口愈合情况,患者有无腹痛、腹胀、发热、黄疸等症状出现。

七、非计划拔管应急处理

引流管部分脱出不可以将其回插,应立即用无菌敷料覆盖伤口并协助医生处理。如全部脱出,处理同拔管后观察及护理。

第九节　T管护理

T管(T形引流管)是胆总管探查或切开取石术后,在胆总管切开处放置的一根像英文字母"T"的橡胶管,一端通向肝管,一端通向十二指肠,将胆汁引流至体外,一般外接无菌引流袋。

一、适应证

（1）原发或继发性胆管结石、胆道蛔虫、肿瘤等行胆总管探查术后。

（2）胆总管切开取石术后。

（3）胆总管内脓肿性胆汁或泥沙样结石。

（4）胆总管损伤、穿孔。

（5）肝外梗阻性黄疸。

二、禁忌证

各种原因所致不能耐受麻醉手术者。

三、置管目的

（1）引流残余结石，使胆道内残余结石尤其是泥沙样结石通过 T 管排出体外。

（2）引流胆汁和减压，防止因胆汁排出受阻导致胆管内压力升高、胆汁外漏而引起胆汁性腹膜炎。

（3）支撑胆管，防止胆总管切口瘢痕狭窄、管腔变小、粘连狭窄等。

（4）经 T 管溶石或造影等。

四、置入方法

胆道手术中放入胆总管，胆总管分为：十二指肠上段、十二指肠后段、胰腺段和十二指肠壁内段，具体放置位置视术式及引流要求不同而异。如图 6-9 所示。

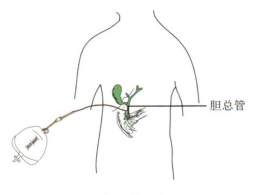

图 6-9　T 管示意图

胆总管

五、护理要点

（一）体位

病情允许时应采取半坐或斜坡卧

位,以利于引流和防止腹腔内渗液积聚于膈下而发生感染;平卧时引流袋不可高于腋中线,坐位、站立或行走时不可高于腹部手术切口位置,以防止引流液反流而引起感染。

(二)引流装置放置

引流管与引流袋连接良好,引流袋放置始终低于导管皮肤出口处 30～40 cm。

(三)固定

使用缝线结扎固定 T 管的同时,还应使用弹力胶布将 T 管固定在皮肤上,并妥善使用腹带进行包扎,确定好导管置入深度,防止移位。

(四)观察及护理

1. 观察引流液的颜色、性质以及量

严密观察引流液颜色、性质以及量等变化情况,必要时应留取胆汁标本送检细菌培养。正常情况下,患者胆汁应呈棕黄色或深绿色,无沉淀物,如果胆汁颜色浑浊、过稀或有泥沙样沉淀物均属于不正常现象。引流量一般在 300～500 mL/d,同时应注意引流液有无结石、胆泥等情况,观察患者的大小便颜色、腹部体征、体温和黄疸消退等情况。如果患者存在引流胆汁量增多的情况,可能与十二指肠液或食物倒流等有较大关系,应适当将 T 管末端抬高。如果患者引流量突然减少或没有胆汁流出,应检查是否存在 T 管脱出或堵塞的情况,如有则汇报医生并及时对其进行处理。

2. 病情观察

严密观察各项生命体征的变化情况,并观察患者腹胀、腹痛、黄疸等消化道症状及体征情况。

3. 保持引流通畅

妥善固定 T 管,确保引流管与引流袋连接良好,确保引流通畅。注意导管安全管理,定期查看缝线是否脱落、敷贴粘贴是否有效,必要时使用约束带,防止患者拔管。避免引流管受压、扭折以及扭曲等情况,以免胆汁逆流引发感染。引流袋放置过低也会导致胆汁引流过量,从而影响患者的消化和吸收,所以应控制好引流袋放置高度。

4. 引流袋的更换

多采用抗反流引流袋,每周更换 1 次。更换时,首先夹闭引流管,分离引流袋和引流管,然后用碘伏棉签由内向外消毒引流管的内口、外口,最后连接无菌引流袋,轻轻挤压,保持引流管的通畅,更换中要严格遵循无菌原则。

5. 观察引流管出口皮肤及伤口情况

敷料有无渗液、渗血及局部红、肿、热、痛等现象。引流管口周围敷料定时更

换,换药时严格执行无菌操作。

6. 健康教育

术后做好患者及其家属的健康教育,说明引流管的重要性,做好管道的自我护理。

7. 出院指导

对于带 T 管出院患者给予出院指导:穿宽松衣物,以防管道受压;淋浴时,可用塑料薄膜覆盖引流管处,以防感染;避免提举重物或过度活动,以免牵拉 T 管导致管道滑脱。出现引流异常或管道滑脱时,及时就诊处理。

(五)并发症观察及护理

1. 胆瘘

T 管引流不畅、胆管损伤均可引起胆瘘。加强观察,术后患者若出现发热、腹胀或腹痛等腹膜炎的表现,或患者腹腔引流液呈黄绿色胆汁样,常提示患者发生胆瘘,应及时通知医生,并配合处理。避免引流管受压、扭曲及折叠,定期从引流管的近端向远端挤捏,以保持引流通畅。观察引流情况,若突然出现引流减少甚至无胆汁引出,可能提示引流不畅,应及时查找原因和处理。

2. 感染

采取合适体位,防止引流液和(或)胆汁逆流引起感染。加强皮肤护理,每日清洁、消毒腹壁引流管口周围皮肤,并覆盖无菌纱布,保持局部干燥,防止胆汁浸润皮肤而引起炎症反应。加强引流管的护理,定期更换引流袋,并严格遵循无菌技术操作原则。保持引流通畅,避免胆汁引流不畅、胆管内压力升高而致胆汁渗漏和腹腔内感染。

六、拔管

(一)指征

胆道手术患者通常在术后 6～8 天窦道开始形成,2 周后即可拔管,对于病情较为复杂的患者则应延期拔管,尽量避免在术后 7～8 天就拔管,过早拔管容易导致胆漏和膈下感染等情况。

若患者无发热和腹部不适、粪便颜色和白细胞正常、黄疸消退、引流胆汁量逐渐减少、生命体征平稳,可先行夹管实验,患者无不适 3 天后,可全天夹闭 T 管,再行胆道造影,显示胆道系统通畅后,必须继续引流开放 T 管 2～3 天,在患者无不适的情况下可拔除 T 管。

（二）拔管后观察及护理

拔管后使用无菌凡士林纱布对瘘口进行填塞,每天更换 1 次。叮嘱患者取左侧卧位,严密观察患者拔管后有无腹痛、发热和引流口渗出等情况,并观察患者尿色及粪便颜色。拔管后一周内,应警惕胆汁外漏,甚至发生腹膜炎,观察体温,有无黄疸与腹痛发作,如有异常应及时报告医生做处理。

七、非计划拔管应急处理

（1）患者一旦发生 T 管滑脱,立即报告医生,并安慰患者及其家属。

（2）协助患者保持半坐卧位,密切观察患者生命体征及腹部体征。

（3）协助医生采取必要的紧急措施,予无菌敷料覆盖引流口处,如有胆汁流出,给予氧化锌软膏覆盖局部皮肤,防止胆汁损伤皮肤。

（4）密切观察患者腹部体征,如果患者腹痛腹胀剧烈并有发热情况,应警惕胆汁性腹膜炎发生,立即汇报医生,并嘱患者暂时禁食水;建立静脉通道,遵医嘱用药,做好急诊手术准备。

（5）对于未发生胆汁性腹膜炎的患者,协助医生做好胆道镜等检查的准备,必要时由原切口重新放置 T 管。

（6）认真记录 T 管脱出的经过、处理过程,并做好交接班。

第十节　肠造口护理

肠造口术是外科最常见的手术之一,通过手术的方法将某段或某端肠管移至腹壁外,给予适当的固定,通过造口排出肠道排泄物,完成排出粪便或肠内容物的功能。

一、适应证

炎性肠病、结直肠癌、腹部创伤、急性憩室炎、先天性畸形及各种原因导致的肠穿孔等。

二、管道目的

（1）当直肠肛门切除后，用于排泄粪便。
（2）急性肠梗阻或穿孔时，可紧急行造口术，以解除梗阻，排出肠内容物。

三、造口方法

（一）永久性造口

如经腹会阴联合直肠癌根治术（Miles 手术）时的乙状结肠或降结肠造口术，全结肠、直肠肛管切除术的回肠末端造口术。

（二）临时性造口

为缓解症状而临时建立的造口，如行超低位直肠癌保肛门手术时的临时性回肠末端造口术、因肠道广泛炎症而致肠道功能丧失时的某段肠管造口术等，待腹腔炎症完全消失后（术后 3 个月左右），需再行造口还纳术。如图 6-10 所示。

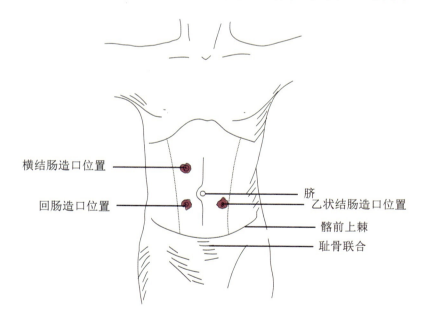

图 6-10　肠造口位置示意图

四、护理要点

(一)术前心理指导

术前患者对疾病的恐惧感和对造口引起身体外形改变的担心,使他们常存在抵触、恐惧、绝望、紧张或抑郁的心理,术前给予心理指导,让患者接受造口非常重要。近年来,我国陆续开展了造口治疗师(Enterostomal Therapists,ET)术前咨询工作。ET 在术前看望患者,评估患者个体差异,如性格、疾病、文化程度、社会、家庭背景以及其对病情和肠造口的认识程度,充分讲解有关手术过程和造口护理知识。与患者及其家属建立融洽的关系,让他们对造口有全面的了解,评价患者对造口手术的态度,探讨其对即将拥有造口的感受,使患者能保持良好的身心状态,不带任何疑虑地接受手术。

(二)造口术前定位

在术前为患者选择一个方便于自我护理的造口位置,有利于造口者自我管理,是预防造口并发症的重要环节。临床选定一个合适的造口位置需要医生和造口治疗师在工作上的密切配合。

标准造口位置要求:

(1)让患者自己能看清楚和便于自我护理。

(2)在腹直肌上脐周处。

(3)脐上位置适合坐轮椅式结肠造口患者或大肚腩患者。

(4)应利于佩戴造口器材,造口部位应避开瘢痕、皮肤凹陷、皱褶、浸润区、腰带处及骨骼隆起处。

(5)患者应在平卧位、站位、坐位、弯腰等姿势下都能看到造口部位。

(三)术后心理护理

肠造口术后患者常有焦虑、抑郁、自卑、依赖等心理问题。针对肠造口患者的心理特点,有专家认为,术后应先与患者进行良好的沟通,所有医护人员和家属在心理上要给予患者支持、关心和安慰,同时鼓励患者尽早学会肠造口护理方法,促进其心理康复,提高其重返社会的信心。

(四)造口护理

1. 肠造口周围皮肤黏膜的观察和处理

严密观察造口黏膜的颜色、形状、高度、水肿等情况。肠黏膜再生能力强、分泌物多,只要避免擦伤,一般无明显改变。正常肠黏膜是鲜红色,表面光滑湿润,布满毛细血管,高度为略高于皮肤 1.5 cm 或与皮肤面持平,便于粘贴造口袋时保护肠造口周围皮肤。若肠黏膜为淡红色、肿胀发亮或呈半透明状,则说明黏膜水肿,水肿是术后正常现象,一般于术后 6~8 周逐渐消退恢复正常。若呈暗红色或紫色,提示黏膜缺血,应立即报告医生及时查看处理。

2. 肠造口清洁

肠造口术后,清洁肠造口黏膜及周围皮肤常用的清洗液有 0.9%氯化钠溶液,安全方便,对造口黏膜无刺激性。

3. 造口袋的选择及应用

目前使用的造口袋按照材料不同可分为橡胶造口袋和一次性塑料造口袋;按照使用特点可分为粘贴式与腰带式,粘贴式又分为一件式与两件式。在造口袋的选择上,提倡个案化,选择适合个人的造口袋。一次性造口袋虽然省去了清洗的烦恼,但反复粘贴易引起湿疹;两件式造口袋分为底板与储粪袋两部分,底板凸面塑料与储粪袋凹面塑料环相吻合,储粪袋可重复使用。有学者主张术后早期,特别是一期开放手术,术后立即使用两件式造口袋,效果尤佳。使用造口测量板,能准确测量造口大小。造口袋粘贴处边缘剪裁不宜过大,为减少渗漏,对不平整皮肤使用防漏膏,可延长造口袋的使用时间。

(五) 排便护理

1. 自然排便法

即肠造口的自然排粪便法(人工肛袋法)。此法最常用、简单、易操作。将造口袋直接贴在腹部造口皮肤上收集粪便,每日倾倒 1~2 次。第 1 次开放造口时间,择期手术患者应以患者肠鸣音恢复、感到腹胀为准,一般为术后 2~3 天;急诊手术行肠造口解除梗阻,患者术后要立即接上肛袋。自然排便法适用于各类造口者,不需要节制饮食,但存在粪便无节制、需要人工肛门袋、臭味大、皮肤损伤大等缺点。

2. 结肠造口灌洗

定时灌洗可训练肠道规则地蠕动,达到与正常人一样的有习惯的排便。用 500~1000 mL 温生理盐水连续灌洗 10 次左右,基本上能人为地控制排便。第一次灌洗时间不等,视每个患者情况而定,一般在术后患者身体恢复后进行。若患者需要放化疗,应在放化疗结束后 3~6 个月进行。灌洗时间为 45 min,间隔时间由开始的 24 h,延至 48 h,72 h,少数 1 次/周。结肠造口灌洗前应由造口治疗师评估是否有灌洗禁忌证。全身情况好、无禁忌证、无造口并发症的永久性结肠造口患者均可应用结肠灌洗。

3. 结肠造口栓

结肠造口栓是由粘贴于皮肤上的底板和与底板相连的栓子两部分组成,栓子塞入造口内遇水膨胀从而阻止大便流出,而气体可通过造口栓子的碳过滤嘴去除,排出臭味,造口栓子外形薄,隐藏性好,每个栓子只能使用 10 h 左右,价格贵,一般与结肠灌洗合用。

4. 排便报警器

通过报警器控制排便。当肠道粪便积累到一定程度,报警器报警,患者进行粪便处理,从而解决排便无知觉问题。目前,此法应用不广泛。

(六) 并发症观察及护理

1. 造口周围皮炎

肠造口周围皮炎是造口术后常见的并发症。表现为皮肤潮红、充血、水肿、糜烂,甚至形成溃疡,局部剧痛。其发生原因以粪便渗漏引起的刺激性皮炎居多,其次是皮肤对造口袋底盘黏胶过敏,机械性损伤较少见。帮助造口者选择适合个人的护理产品,进行科学护理显得尤为重要。术后合理的饮食指导,甚至采用造口灌洗法帮助患者尽快恢复排便规律,可预防造口周围皮炎的发生。

2. 造口缺血坏死

造口缺血坏死是一种早期的严重并发症,主要原因是血液供应不足,有可能是手术中损伤肠边缘动脉、肠造口腹壁开口太小、肠造口系膜过紧或因肠管水肿等导致肠壁长期缺氧,往往发生在术后 72 h 内,故术后 72 h 内需严密观察造口血液循环情况,进行造口的评估,及时向医生报告造口缺血进展情况,去除及避免一切可能加重造口缺血坏死的因素,如腹带过紧、造口袋底盘裁剪过小等。

3. 造口黏膜皮肤分离

肠造口开口端肠壁黏膜部分坏死、黏膜缝线脱落、腹压过高、伤口感染、营养不良、糖尿病或长期使用类固醇药物等因素均可导致肠造口黏膜缝线处愈合不良,使皮肤与肠造口黏膜分离形成开放性伤口。皮肤黏膜分离多发生在术后 1～3 周。除加强全身支持治疗外,可加强临时换药,用藻酸盐填充皮肤黏膜分离腔隙,涂防漏膏保护黏膜分离处,避免粪便污染。

4. 造口狭窄

造口狭窄是肠造口术后最常见的并发症之一,多由手术时腹壁开口过紧,造口皮肤黏膜分离愈合后,外置肠管浆膜层受粪便刺激产生浆膜炎或肉芽组织增生产生瘢痕引起。可发生在术后任何时期。主要表现为粪便流出形状变细、不成形、排便费力、腹胀等现象。造口皮肤外观开口缩小,看不见黏膜,肠管周围紧缩。通过定期扩张造口来预防狭窄,扩口从术后 1 周开始,指导患者用示指戴指套,涂润滑剂后缓慢插入造口,至 2 指关节处,在造口内停留 5～10 min,每周 1～2 次,使造口内径保持在 2.5 cm 为宜,避免损伤造口。

5. 造口旁疝

可发生于术后数月或数年后,轻者引起造口基底部或周围组织鼓起,严重者会引起肠梗阻。轻者可使用造口旁疝腹带加强腹壁支持,保持排便通畅,减轻腹压,控制体重,避免提重物,重者需外科手术治疗。

(七) 出院指导

1. 肠造口的观察

观察肠造口局部黏膜、排泄物及造口周围皮肤。造口局部肠黏膜呈暗紫色或黑色,排泄物中出血量多或排泄物减少至无排便,造口周围皮肤有红肿、湿疹及皮炎,应及时返院检查或治疗。

2. 饮食与营养

造口开放后开始进流质、半流质或软食。造口患者以无刺激饮食为主,养成定时进食、定时排便的习惯。饮食摄取要均衡,避免暴饮暴食,限制高纤维素食物一次性摄入太多,少吃麻辣、热性油炸的食物,以免引起便秘,维持适当的液体摄入。注意饮食卫生,不食生的瓜果、蔬菜,防止发生腹泻。

3. 运动

术后 1~3 个月避免重体力劳动,以防腹压增高导致结肠外翻,造口处黏膜脱出。参加工作后要劳逸结合,避免过度劳累,更不要熬夜,在保证足够睡眠的同时,根据自身体力适当户外活动或完成一般家务。预防上呼吸道感染,防止剧烈咳嗽。

4. 造口袋的使用与更换

更换时先用清水洗净造口周围的皮肤及黏膜,并涂上保护周围皮肤的护肤粉、保护膜和防漏膏。测量造口大小,画圈剪圆,大小要适当。一般造口袋的粘贴剪裁边缘大小应比结肠造口直径大 1~2 mm,然后粘贴人工肛袋。开放式造口袋应用夹子将尾部夹紧,定时倾倒排泄物。若皮肤有破溃,应清洗后撒上护肤粉,再在护肤粉上涂一层防漏膏,或使用保护贴膜,这样可以把破溃皮肤与造口袋底盘隔绝。

5. 造口门诊复诊

术后 1 年内最易发生造口并发症,近年来由造口治疗师开设的造口门诊对造口患者进行复诊,对预防和治疗造口并发症起了十分重要的作用。

第十一节　肛管引流管护理

肛管是一种采用硅胶材质或橡皮材质制作而成的大号引流管,将其一端放置在肠道内,能达到支撑引流的目的。

一、适应证

早期结直肠黏膜及黏膜下病变的微创治疗后减压引流、直肠癌切除术后的减压引流、痔疮术后的肛门狭窄、肠梗阻患者排气、灌肠、大便失禁患者等。

二、置管目的

(1) 引流近端大肠的粪便和气体,缓解肠梗阻,保护肛周皮肤。
(2) 持续的扩肛作用来缓解管腔内压力。
(3) 降低了粪便流经吻合口导致发生污染的风险。
(4) 降低结直肠手术后并发症发生,促进肠道功能恢复。

三、置入方法

(1) 在结直肠癌手术中经肛门置入肛管(冲洗引流管),经过吻合口约 10 cm,常规缝合固定于肛周皮肤。

(2) 内镜黏膜下剥离术(Endoscopic Submucosal Dissection,ESD)用于早期结直肠黏膜及黏膜下病变的微创治疗,肛管在内镜直视下放置,伸入长度为 10~15 cm,置入后将其固定于肛周皮肤。

(3) 大便失禁引流粪便或置肛管行灌肠排气,患者取平卧位或侧卧位,将肛管与负压引流瓶连接好,用液状石蜡棉球润滑肛管前端,自肛门螺旋式缓慢插入 15~18 cm。如图 6-11 所示。

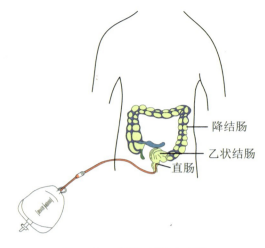

降结肠

乙状结肠

直肠

图 6-11　肛管引流管示意图

四、护理要点

（一）体位

术后病情平稳可以抬高床头，变动体位，避免坐位及剧烈活动。

（二）引流装置放置

引流装置放置要求卧床时低于臀部位置，行走时低于切口位置。引流袋固定于床旁，术后翻身及活动时应注意小心脱落。

（三）固定

手术中缝于肛周皮肤，无缝线缝于肛周皮肤的肛管可使用胶布固定于肛周或大腿内侧。

（四）观察及护理

1. 心理护理

患者术前心理紧张，充满恐惧，对以后的生活习惯存在顾虑，护理人员在术前应与患者及时沟通，在术前谈话时讲明术中放置肛肠减压管的重要意义，缓解患者紧张的情绪。

2. 保持引流通畅

保持引流管无受压、扭曲、折叠、滑脱。手术前充分的肠道准备可减少术后出现肛管阻塞现象。术后早期阶段确保肠内营养，在饮食方面尽可能选择流质食物，减少粪块的形成影响吻合口的愈合。若肛管出现阻塞情况，可反复顺向挤压引流管,若被血、粪块阻塞,可遵医嘱予生理盐水低压冲洗。肠腔内冲洗液夏季时可采用常温液体,冬季时需加热至 37 ℃ 左右,遵医嘱选择冲洗液,用输液器缓慢滴入,连接负压吸引器吸出。

3. 排便观察

直肠癌保留肛门术后患者可能会出现大便次数增多,排便控制功能较差。需观察引流液的颜色、性状及量,及时记录、倾倒引流液,如果为鲜红色的血液,量较多,要及时报告医生。

4. 腹部体征观察

内镜黏膜下剥离术(ESD)术后,注意观察患者有无腹痛及腹部体征变化,必要时进行腹部 X 线或 CT 检查了解有无迟发性穿孔。观察并记录通过肛管的排气排液情况。

5. 肛周护理

患者术后大便次数改变及术后肛管留置均可使肛周部分皮肤出现损害、红肿、溃疡的情况,因此护理人员应及时配合家属做好肛周皮肤护理,及时清理排便,擦净肛周皮肤,保持局部清洁干燥,外涂氧化锌或护肤粉保护。

(五) 并发症观察及护理

1. 感染

保持肛管通畅和有效引流,防止粪液反流,做好会阴区皮肤护理,及时更换敷料,保持皮肤及敷料清洁干燥,可有效预防感染发生。

2. 肠黏膜损伤、穿孔

常见原因为肛管粗细不合适或质地较硬,或操作者反复插管、动作粗暴等。在置管时应动作轻柔,不可暴力或反复插入,防止损伤肠道。护理人员要及时倾听患者主诉,动态评估有无腹胀、腹痛等不适。

3. 堵管

定期给予挤压引流管,患者活动后需重新查看引流通畅情况,保持导管通畅。

4. 非计划性拔管

留置期间给予妥善固定,动态评估置入深度,防止移位或自行脱管,对于躁动不配合的患者,适当给予镇静镇痛,必要时使用约束措施。

5. 大便失禁

长期留置肛管会引起肛门括约肌松弛,反应性降低。及时评价留置肛管的必要性,及时拔除。指导患者行盆底肌康复训练,预防大便失禁。

五、拔管

(一) 指征

（1）对于结直肠手术中留置肛管拔管的指征是患者胃肠功能恢复，肛管有气体排出，患者无腹痛、发热及吻合口异常情况，可以考虑拔除留置肛管，一般为手术后 3～5 天。高风险患者如患有糖尿病者，可延迟 1～2 天拔管。

（2）应用于大便失禁患者的肛管引流保留时间建议小于 1 周。

(二) 拔管后观察及护理

观察患者腹部体征及肠道排便、排气情况；患者肛周皮肤情况；患者生命体征是否正常，有无发热等感染症状。

六、非计划拔管应急处理

肛管部分脱出不可以将其回插，应立即安慰患者，报告并协助医生处理。如全部脱出，处理同拔管后观察及护理。

第七章　腹盆腔医用管道护理

第一节　膈下引流管护理

膈下引流管是放置于膈下间隙的引流管，是腹腔引流管的一种。

一、适应证

用于胃肠穿孔修补术后、肝右叶切除术后、肝破裂修补术后、膈下脓肿术后、膈肌损伤修补术后等需要引流的情况。

二、置管目的

引流腹腔渗血、渗液或脓液，预防局部积液及感染。

三、置入方法

外科手术中放置于膈下，或超声定位下穿刺脓腔并置管引流。如图 7-1 所示。

四、护理要点

(一) 体位

病情平稳取半坐卧位。

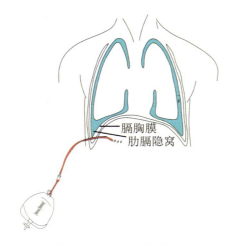

图 7-1　膈下引流管示意图

（二）引流装置放置

平卧时不可高于腋中线，活动时引流袋应低于引流管出口垂直距离 10～15 cm。

（三）固定

使用缝线或引流管固定器将导管固定于皮肤上，可用弹力胶布再次固定管道外露部分于引流管口旁皮肤上。

（四）观察及护理

1. 密切观察引流液的颜色、性状及量

观察并准确记录每日引流量。密切监测患者生命体征，如果有大量新鲜血液引流出，说明有活动性出血，应及时汇报医生并采取措施。

2. 保持引流通畅

管道不能受压和扭曲扭折，要注意观察引流管外露刻度，经常自上而下挤压引流管。怀疑堵塞时可用生理盐水冲洗引流管。引流管可接负压吸引，负压引流可以降低逆行感染。更换引流袋或负压吸引装置时注意无菌操作，防止反流引起逆行感染。

3. 引流袋的更换

多采用抗反流引流袋，每周更换 1 次。更换时，首先夹闭引流管后分离引流袋和引流管，然后用碘伏棉签由内向外消毒引流管的内口、外口，最后连接无菌引流袋，轻轻挤压，保持引流管的通畅，更换中要严格遵循无菌原则。

4. 观察引流管周围皮肤及伤口情况

观察引流管出口处敷料有无渗液、渗血及局部红、肿、热、痛等现象。引流管口周围敷料定时更换,换药时严格执行无菌操作。

5. 健康教育

术后做好患者及其家属的健康教育,说明引流管的重要性,做好管道的自我护理。

(五) 并发症观察及护理

1. 出血

术后护士密切观察引流情况及生命体征,如有活动性出血积极配合医生处理,必要时行手术止血。

2. 气胸

为了使腹腔渗液得到充分引流,医生常放置较粗或较多的引流管,当膈肌损伤较大,加之缝合不严密时,易造成胸腔通过膈肌损伤缝隙及膈下引流管与大气相通而形成开放性气胸。在护理工作中要密切观察患者呼吸及血氧饱和度情况,发现异常呼吸,积极配合医生处理,必要时行胸腔闭式引流术或手术处理。

3. 感染或引流窦道长期不愈

引流管避免通过手术切口引出,避免影响愈合和增加感染、切口裂开的机会。护士加强对引流管的管理,保证引流通畅有效,以便积液最大限度地排出,防止引流液反流造成逆行感染。同时,加强管道周围皮肤的保护及护理。

五、拔管

(一) 指征

(1) 术后 3～7 天,引流液颜色变清或逐日减少,引流量<20 mL/d。

(2) 患者无发热,无腹胀、腹痛,白细胞计数恢复至正常,全身及腹部情况良好。

(二) 拔管后观察及护理

患者切口敷料外观干燥整洁,无渗血、渗液。患者生命体征平稳,无发热等感染征象。

六、非计划拔管应急处理

引流管部分脱出不可以将其回插,应立即用无菌敷料覆盖伤口并协助医生处理。如全部脱出,处理同拔管后观察及护理。

第二节　脾窝引流管护理

脾窝引流管是放置在脾窝位置的引流管,也是腹腔引流管的一种。

一、适应证

(1) 各种原因导致的脾切除术后。
(2) 其他上腹部脏器手术,如肝移植术后、胃癌根治术后等。
(3) 上腹部手术中曾有大出血或止血不够彻底者。

二、禁忌证

单纯性脾外伤切除、原发性脾亢、脾切除粘连不严重者,可以不放脾窝引流。

三、置管目的

脾窝引流的主要目的是引流膈下积血、积液,以防止膈下感染,并可以通过引流管观察有无活动性出血。

四、置入方法

手术中置入,医生在手术后严格止血,在脾窝上方膈下间隙放置引流管,从左肋下戳孔引出,用丝线缝合皮肤予以固定。放置引流管时应注意避免扭曲成角,以保持管道通畅。如图 7-2 所示。

五、护理要点

(一) 体位
病情平稳后抬高床头,取半卧位。

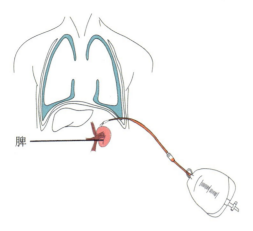

脾

图 7-2　脾窝引流管示意图

（二）引流装置放置

引流管接无菌引流袋和负压吸引球,引流袋平卧时不可高于腋中线,活动时引流袋低于引流管出口垂直距离 10～15 cm。

（三）固定

术中医生用缝线或引流管固定器固定于皮肤,可用弹力胶布再次固定管道外露部分于引流管口旁皮肤上。

（四）观察及护理

1. 密切观察引流液的颜色、性状及量

准确记录每日引流量。密切监测患者生命体征,如果有大量新鲜血液引流出,说明有活动性出血,应及时汇报医生并采取措施。

2. 保持引流通畅

不能受压和扭曲扭折,注意引流管刻度,经常自上而下挤压引流管。怀疑堵塞时可用生理盐水冲洗引流管。引流管可接负压吸引,负压引流可以控制逆行感染。更换引流袋或负压吸引装置时注意无菌操作,防止反流引起逆行感染。如使用双套管引流可以行生理盐水灌注冲洗。

3. 引流袋的更换

多采用抗反流引流袋,每周更换 1 次。更换时,首先夹闭引流管后分离引流袋和引流管,然后用碘伏棉签由内向外消毒引流管的内口、外口,最后连接无菌引流袋,轻轻挤压,保持引流管的通畅,更换中要严格遵循无菌原则。

4. 观察引流管出口皮肤及伤口情况

敷料有无渗液、渗血及局部红、肿、热、痛等现象。引流管口周围敷料定时更换,换药时严格执行无菌操作。

5. 健康教育

术后做好患者及其家属的健康教育,说明引流管的重要性,做好管道的自我护理。

(五)并发症观察及护理

1. 出血

在手术过程中医生做好脾窝的充分止血,尽可能使脾窝保持干燥。引流管的放置避免压迫血管。术后密切观察引流液及生命体征,如有活动性出血积极配合医生处理,必要时行手术止血。

2. 胰瘘

每日观察引流液是否为白色液体,若是可做淀粉酶检查以确定是否发生胰瘘。一旦发生应及时更换伤口敷料,保持局部皮肤干燥,引流管周围皮肤涂氧化锌油膏或使用皮肤保护贴。遵医嘱使用生长抑素等药物,对高流量胰瘘患者需给予完全胃肠外营养支持、禁食、胃肠减压等对症处理措施。

3. 肠瘘或粘连性肠梗阻

引流管的上端要放在脾窝最高位,避免压迫肠管。鼓励患者尽早术后活动,密切观察患者的腹部体征,有无腹痛、腹胀等腹膜炎症状,如果出现上述情况及时汇报医生进行处理。

4. 感染或引流窦道长期不愈

选择合适的引流管的类型和大小,一般采用大口径质地柔韧的乳胶管,其前端有多个侧孔。术中注意将大网膜填充脾窝,消除间隙,促使渗液排出。加强对引流的管理,保证引流通畅有效,以便积液最大限度地排出。加强管道口处皮肤的护理,预防因感染致使引流窦道长期不愈。鼓励患者早期进食,改善营养状态,促进伤口愈合。

六、拔管

(一)指征

(1)术后3~7天,引流液颜色变清或逐日减少,引流量<20 mL/d。

(2)患者无发热、腹胀、腹痛,白细胞计数恢复至正常,全身及腹部情况良好。

(二)拔管后观察及护理

观察伤口处敷料外观是否干燥,有无渗血、渗液;患者有无腹痛、腹胀等不适主诉;患者生命体征是否平稳,有无发热等感染征象。

七、非计划拔管应急处理

引流管部分脱出不可以将其回插,应立即用无菌敷料覆盖伤口并协助医生处理。如全部脱出,处理同拔管后观察及护理。

第三节　腹腔引流管护理

腹腔引流管是腹部外科医生根据手术需要在腹腔内手术野的下方放置的引流管。

一、适应证

引流腹腔内的坏死组织及积气、积液等。监测腹腔内是否发生消化道漏或活动性出血等情况。

二、禁忌证

(1)腹膜广泛粘连者,如肠管广泛粘连等。
(2)有肝性脑病前兆、包虫病及巨大卵巢囊肿者。
(3)大量腹水伴有严重电解质紊乱者禁忌大量放腹水。
(4)患者有严重胃肠扩张、肠麻痹,由于肠腔内压力过高,置管时易造成误伤穿孔。

三、置管目的

将渗出液、脓液等引流出体外,以减少毒素的吸收,防止感染扩散和腹腔脓肿形成,保证缝合部位的良好愈合,减少炎症的发生,同时可以观察有无术后并发症出现。

四、置入方法

（一）置管方式

以往临床常使用开放术式放置引流，切开时可以充分暴露手术区域，对坏死组织进行彻底的清除，且在直视下可放置引流至最佳位置，但开放手术增加了创伤与痛苦。近年来，微创化的超声及 CT 引导的穿刺置管引流在临床得到广泛应用，其最主要的优点是对于腹腔内的深部的积液与感染灶精准的穿刺，避免了大的腹部切口。但超声引导穿刺一般使用的引流管较细，引流量小，并且容易堵塞，也有穿刺误伤的可能。腹腔镜技术的发展，显示出其在外科疾病治疗中明显的优势，既避免了开放手术大的手术切口，又可以清晰观察病灶，引流管可以被准确地放置于最佳的位置。如图 7-3 所示。

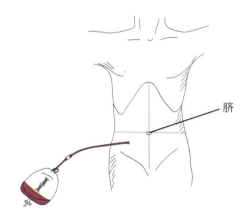

脐

图 7-3　腹腔引流管示意图

（二）选择合适的引流管

1. 引流管的材质要求

质软可弯曲，表面光滑；不易被压或吸瘪，不易堵塞，不易断裂和变质；良好的组织相容性，对组织无刺激或刺激性小；X 线不能透过。常用的腹腔引流管有乳胶管和硅橡胶管。硅橡胶管以其柔软而刺激性小成为最合适的引流材料，在腹腔引流中被广泛使用。

2. 引流管的管腔数量要求

胃肠道瘘、急性坏死性胰腺炎、腹腔脓肿的患者腹腔往往存在严重感染，甚至有大量积液，此种情况单一引流管通常难以达到充分引流的目的，可采用双套管引流和三腔管引流，甚至需要多管灌洗引流。

（三）引流管放置位置

遵循捷径、低位的原则。即引流管应尽可能放在较低的部位和邻近需引流的部位，如 Winslow 孔、结肠旁沟和盆腔是常见的腹部手术后引流管体腔内放置位置。引流管不能与吻合或修补部位直接接触，同时，引流管也不能直接压迫大血管、神经和肠管。

五、护理要点

（一）体位

患者病情平稳后，可抬高床头 15°～30°，也可带管离床活动。

（二）引流装置放置

引流袋的固定要求卧床时低于腋中线，离床活动时低于引流管出口垂直距离 10～15 cm，避免在活动时高于引流管口而引起逆行感染。

（三）固定

使用缝合固定、引流管固定器或弹力胶带，用高举平台法固定于腹壁皮肤。

（四）观察及护理

1. 观察引流液颜色、性质及量

严密观察并准确记录，注意引流液的逐日变化趋势，若引流液突然增多且为血性，要警惕腹腔内出血；若引流液突然减少，要警惕有无堵塞；若引流液浑浊、有食物残渣等，伴患者腹痛发热，要警惕瘘的出现，应及时告知医生并积极配合处理。

2. 严密观察生命体征

术后 3 天内严密观察患者脉搏、血压和尿量。当腹腔内有出血时，会出现脉搏细速，出血增加到一定量时，患者表现为烦躁、血压下降、尿量明显减少，应立即通知医生，迅速建立多条静脉通道，利于快速输血补液或用药。

3. 保持引流管通畅

患者生命体征平稳后，采取低半卧位，以利于引流液的顺利排出。腹腔引流管被组织包裹引流不畅或血凝块堵塞，可以定时挤压，挤压时一手用力握住远离腹腔引流管 10～15 cm 处，使引流管闭塞；另一手食指、中指、无名指、小指指腹及大鱼际肌肉用力挤压靠近腹腔段引流管，然后两手同时松开，如此反复操作，腹腔积液即自行排出。也可遵医嘱采用持续或定期生理盐水冲洗等方法，或配合医生在无菌操作下调整引流管位置，以保证引流管引流通畅。

4. 持续负压吸引护理

使用前、使用过程中检查整个引流装置的密闭性能,保持连接处衔接牢固。保持负压引流瓶装置负压有效性,根据医嘱调节有效负压,一般腹腔引流负压小于0.02 MPa,肝脏手术后腹腔引流负压0.01~0.15 MPa。更换引流瓶或搬动患者、外出检查时,须将负压装置断离,接一次性无菌引流袋。

5. 腹腔冲洗护理

双套管的冲洗管和引流管正确固定连接,防止扭曲、受压、折叠。根据病情遵医嘱给予定时或持续腹腔冲洗。检查玻璃接头及输液器接头有无血块堵塞,及时更换。定时挤压引流管,若引流液黏稠、有块状物,须增加挤压引流管次数。每日更换引流瓶时应同时更换腹腔冲洗液,每瓶冲洗液使用时限为24 h。定时观察负压是否在有效范围内,防止引流管受压、扭折、扭曲。观察冲洗液内有无浑浊、异物、异味,观察生命体征及腹部体征的变化,发现异常及时报告医生。

6. 导管妥善固定

术后妥善固定各种引流管道是保证引流管通畅的有效措施,加强病房巡视,观察引流管的情况,避免扭曲、受压或折叠,防止非计划拔管发生。指导患者变换体位时,及时调整引流管的位置,避免牵拉甚至误拔引流管。对于需要腹带的患者,在使用腹带时一定要避免引流管受压,为活动留有余地,以防因活动而导致管道脱落。对于神志不清、烦躁、不能合作的患者,要给予约束带约束肢体,防止其拔除引流管。

7. 保护引流管周围皮肤

保持引流管口敷料清洁干燥,定时更换,引流管周围渗液较多时,可在引流管周围皮肤涂一层氧化锌软膏或使用康惠尔透明贴,防止伤口皮肤感染及破溃。

8. 引流袋的更换

多采用抗反流引流袋,每周更换1次。更换时,首先夹闭引流管后分离引流袋和引流管,然后用棉签由内向外消毒引流管的内口、外口,最后连接无菌引流袋,轻轻挤压,保持引流管的通畅,更换中一定要严格遵循无菌原则。

9. 健康教育

术后做好患者及其家属的健康教育,说明引流管的重要性,做好管道的自我护理。

(五)并发症观察及护理

1. 感染

病原微生物逆行经过引流管进入腹腔或腔道内,大多由于引流管道选用不合理、引流管护理无菌操作不严格等原因造成。使用双套管或负压吸引管,严格无菌操作,敷料潮湿及时更换。

2. 出血

当引流管位置不当或质地较硬直接接触脏器时,摩擦可以引起残端出血。切忌暴力拔除引流管,以防拔管造成的创面出血,重症胰腺炎脓腔引流常发生残腔出血,紧急时可压迫止血,必要时应手术处理。置引流管时应注意止血,引流应在腹直肌以外入路置管,以免损伤腹壁动脉。

3. 吻合口不愈合与肠瘘

引流管也可导致吻合口瘘或瘘口不愈合,常见的原因是由于使用了过粗或者质地较硬的引流管,引流管尖端直接接触吻合口或瘘口,更易发生并发症。

4. 肠梗阻

引流管或包裹引流管的窦道、纤维束带压迫肠管均可导致机械性肠梗阻。引流管放置时间越长,发生梗阻的风险越高。小儿腹部手术中应使用小儿专用引流管。若无儿科专用设备,应使用质地轻柔、管径适宜的引流管。

5. 引流管脱出或落入腹腔

多与腹腔引流管腹壁固定不牢和患者改变体位有关。一般应用缝合固定,但应避免将其缝至组织深处,引流外露部分可用弹力胶布或引流管固定器固定。

六、拔管

(一)指征

(1)术后 3~7 天,引流液颜色变清或逐日减少,引流量<20 mL/d。

(2)双套管冲洗引流,冲洗颜色清亮,无坏死组织液流出。

(3)患者无发热,无腹胀、腹痛,白细胞计数恢复至正常,全身及腹部情况良好。

(二)拔管后观察及护理

(1)伤口处敷料外观是否整洁、干燥,无渗血、渗液。

(2)患者有无腹痛、腹胀等不适主诉。

(3)切口局部愈合情况。

(4)患者体温、血象等感染征象。

七、非计划拔管应急处理

引流管部分脱出不可以将其回插,应立即用无菌敷料覆盖伤口,报告并协助医生处理。如全部脱出，处理同拔管后观察及护理。

第四节　文氏引流管护理

文氏孔，也称为 Winslow 孔或网膜孔，网膜囊的唯一孔道，其前方为肝十二指肠韧带，后方为覆盖下腔静脉的腹膜，上界为肝尾状叶，下界为十二指肠上部，一般可通过 1～2 横指。文氏引流管是底端放于文氏孔的腹腔引流管，将液体等从腹腔内引流到体外。

一、适应证

（1）腹部伤口清创处理后仍有残余感染者。

（2）手术止血不彻底，有可能继续渗血、渗液者。

（3）肝、胆、胰等腹部手术后，有引流液从缝合处渗出或积聚时。

（4）其他为减少腹部手术后并发症发生，需要放置该引流管的情形。

二、禁忌证

（1）腹膜广泛粘连，怀疑有肠管广泛粘连者。

（2）有肝性脑病先兆、包虫病及巨大卵巢囊肿者。

（3）大量腹水伴有严重电解质紊乱禁忌大量放腹水者。

（4）有严重胃肠扩张、肠麻痹者。

三、置管目的

（1）引流出腹腔的渗血、渗液、胆汁、胰液等。

（2）观察术后有无出血、吻合口瘘。

（3）促使手术伤口缩小或闭合，促进伤口良好愈合。

四、置入方法

外科手术中放置在小网膜孔处的胶管引流。如图 7-4 所示。

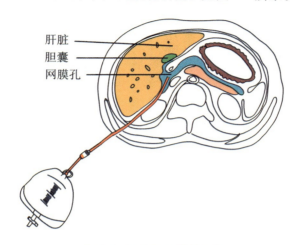

肝脏
胆囊
网膜孔

图 7-4　文氏引流管示意图

五、护理要点

(一) 体位

病情平稳可抬高床头 30°,选择半卧位。

(二) 引流装置放置

引流袋低于引流部位垂直距离 10~15 cm,引流管外露的长度要适当。

(三) 固定

术中缝合于引流管口皮肤处,可用弹力胶布再次固定于引流管口旁的皮肤上。

(四) 观察及护理

1. 观察引流液的颜色、性质及量

观察引流液的情况,准确记录 24 h 引流量,并注意引流液性状的变化,以判断患者病情变化。

2. 保持引流管通畅

定时观察和挤捏引流管,若发现引流量突然减少,患者感到腹胀伴发热,应检查引流管腔有无阻塞或引流管是否脱落。

3. 妥善固定

用胶布或别针妥善固定引流管和引流袋,防止牵拉脱出。防止患者在变换体位时压迫、扭曲或因牵拉引流管而脱出,避免或减少因引流管的牵拉而引起疼痛。

4. 引流袋的更换

多采用抗反流引流袋,每周更换1次。更换时,首先夹闭引流管后分离引流袋和引流管,然后用碘伏棉签由内向外消毒引流管的内口、外口,最后连接无菌引流袋,轻轻挤压,保持引流管的通畅,更换中要严格遵循无菌原则。

5. 观察引流管出口皮肤及伤口情况

敷料有无渗液、渗血及局部红、肿、热、痛等现象。引流管口周围敷料定时更换,换药时严格执行无菌操作。

6. 健康教育

术后做好患者及其家属的健康教育,说明引流管的重要性,做好管道的自我护理。

(五) 并发症观察及护理

1. 感染

因引流管道选用不当、留置时间过长或在引流管护理时无菌操作不严格所致。引流管处皮肤定时消毒,潮湿随时更换敷料,严格遵守无菌操作流程。

2. 出血

多发生于术后、更换引流管和并发感染时。在手术过程中置管时应避开大血管和腹壁下动脉,置管时出血应及时妥善止血。换药、更换引流管等操作时注意动作轻柔,不要过度牵拉引流管。

3. 慢性窦道形成

由于引流不畅、反复感染、异物刺激、伤口坏死组织、引流物放置时间过长而形成。选择引流管应质地软、壁薄、管腔内外应光滑;放置引流管部位应在体腔或腹腔最低部位;及时换药防止感染的发生;有拔管指征即可拔管,避免留置时间过长。

4. 肠梗阻、肠坏死、肠穿孔等

主要是因引流管压迫肠管引起。正确放置引流管,避免压迫肠管。

六、拔管

(一) 指征

置管时间一般不超过一周,24 h 之内引流量少于 50 mL 即可拔管,拔管后适当按压周围皮肤,以排除皮下出血。

(二) 拔管后观察及护理

拔管后密切观察引流管伤口处是否仍有液体渗出,保持伤口清洁、干燥,如有异常及时告知医生处理。

七、非计划拔管应急处理

引流管部分脱出不可以将其回插,应立即用无菌敷料覆盖伤口,报告并协助医生处理。如全部脱出,处理同拔管后观察及护理。

第五节　腹膜后引流管护理

腹膜后引流管是置于腹膜后的引流管,用于引流局部的积液、积血。

一、适应证

用于肾脏及输尿管腹腔镜或开放手术后。

二、禁忌证

严重心肺疾病者,凝血功能异常者,急性腹膜炎患者。

三、置管目的

引流出术中腹膜后的内积血、积液或渗出物,防止术后感染,有利于伤口的愈合。

四、置管方法

手术过程中根据治疗需要置入。如图 7-5 所示。

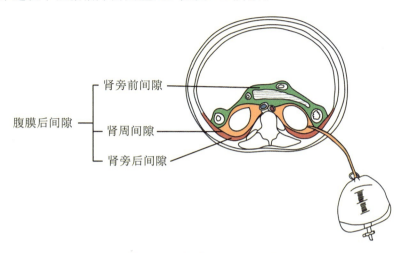

图 7-5　腹膜后引流管示意图

五、护理要点

（一）体位

遵医嘱取舒适卧位（半肾切除术后患者需绝对平卧位）。

（二）引流装置放置

引流装置衔接紧密，引流管留足够的长度防止牵拉，引流袋低于引流口。

（三）固定

妥善固定引流管及引流袋。

（四）观察及护理

1. 观察引流液的颜色、量及性状

若每小时引流出鲜红色液体＞100 mL，提示有活动性出血，应及时通知医生处理，并做好记录。

2. 保持引流管通畅

引流管勿受折、压迫、弯曲，定时挤压引流管，保持引流通畅。

3. 观察引流管出口皮肤及伤口情况

敷料有无渗液、渗血及局部红、肿、热、痛等现象。引流管口周围敷料定时更换,换药时严格执行无菌操作。

4. 健康教育

术后做好患者及其家属的健康教育,说明引流管的重要性,做好管道的自我护理。

(五)并发症观察

注意观察有无出血、感染、尿瘘、腹膜损伤和皮下气肿。

六、拔管

(一)指征

术后 2～3 天,24 h 引流量<10 mL,可以考虑拔管。

(二)拔管后观察及护理

拔管后密切观察切口有无渗出,敷料潮湿需及时更换。

七、非计划拔管处理

引流管部分脱出不可以将其回插,应立即用无菌敷料覆盖伤口,协助患者半卧位,安慰患者,报告并协助医生处理。如全部脱出,处理同拔管后观察及护理。

第六节　腹膜透析引流管护理

腹膜透析是通过置入腹膜透析导管,利用人体腹膜作为生物透析膜,以腹腔作为交换空间,通过弥散、对流和超滤作用,清除体内潴留的代谢产物、纠正电解质和酸碱失衡、清除过多水分的肾脏替代治疗方法。

一、适应证

急、慢性肾衰竭,容量负荷过多,电解质和酸碱平衡紊乱,急、慢性肝功能衰竭,药物和毒物中毒等疾病患者。

二、禁忌证

(一) 绝对禁忌证

（1）慢性持续性或反复发作性腹腔感染或腹腔内肿瘤广泛腹膜转移。

（2）严重的皮肤病、腹壁广泛感染或腹部大面积烧伤患者。

（3）精神和生理明显异常无法进行腹膜透析操作，而又无合适助手的患者。

（4）外科难以修补的膈疝、脐突出、腹裂及膀胱外翻等。

（5）严重腹膜缺损。

(二) 相对禁忌证

（1）患者腹腔内有新鲜的异物，如腹腔内血管假体术后。

（2）腹腔有局限性炎性病灶或腹部大手术3日内。

（3）肠梗阻、炎症性或缺血性肠病或反复发作的憩室炎。

（4）严重的全身性血管病变和严重的椎间盘疾病。

（5）晚期妊娠、腹内巨大肿瘤及巨大多囊肾。

（6）慢性阻塞性肺气肿。

（7）高分解代谢。

（8）硬化性腹膜炎。

（9）极度肥胖患者。

（10）不能耐受腹膜透析者，不合作或精神障碍患者。

三、置管目的

腹膜透析管放置于腹腔，实施腹膜透析，以清除体内潴留的代谢产物、纠正电解质和酸碱失衡、清除过多水分。

四、置入方法

(一) 管道置入

在腹中线肚脐下方左侧或右侧置入腹透导管，以常规的外科手术的方法或在腹腔镜直视下将腹膜透析导管末端置于膀胱直肠窝或子宫直肠窝。

（二）腹膜透析时的管道连接

（1）准备：清洁操作台，准备所需物品，检查腹膜透析液，打开腹透液外包装，取出双联系统，悬挂腹透液，高于患者腹部 50～60 cm，将引流袋放于塑料筐中，置于低于患者腹部 50～60 cm 的位置，夹闭入液管路。

（2）连接：左手同时持短管和双联系统接口，右手拉开接口拉环，取下短管的碘伏帽弃去，迅速将双联系统与短管相连，旋拧外管路至与短管完全密合（连接时将短管口朝下）。

（3）引流：打开短管开关，保持接口处无菌，开始引流，同时观察引流液是否浑浊，有无絮状物，是否呈血性，引流完毕，关闭短管开关。

（4）冲洗：折断腹透液出口塞，打开入液管路夹子 5 s，观察腹透液流入引流袋，夹闭出液管路。

（5）灌注：打开短管开关灌注腹透液，同时观察患者有无腹痛、腹胀不适，灌注结束后关闭短管开关，夹闭入液管路。

（6）分离：取一次性碘伏帽（检查碘伏帽内是否浸润碘伏，是否在有效期内），将短管与双联系统分开，将短管口朝下，旋拧碘伏帽至完全闭合，将短管妥善固定。如图 7-6 所示。

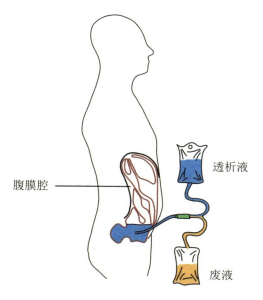

图 7-6　腹膜透析管示意图

五、护理要点

（一）体位护理

首次置管后卧床 24 h。24 h 后根据患者病情自主体位，能下床活动者，鼓励多下床活动。

（二）引流装置固定

腹膜透析时腹透液灌入高于腹腔导管 50～60 cm，引流袋的位置应低于导管皮肤出口 50～60 cm 及以上。

（三）腹膜透析时的观察及护理

1. 观察引流液颜色、性质和量

2000 mL 的腹透液注入时间为 10～15 min，正常引流时间为 20～30 min，引流液呈透明淡黄色。引流液如为鲜红色或浑浊的液体，说明出血或感染，发现异常情况应及时报告医生，必要时留取标本备检。

2. 保持引流管通畅

检查管路有无扭曲、扭折，防止便秘、保持大便通畅，观察管路内有无纤维条索状物质。如引流量明显少于灌入量，或引流时间超过 30 min，检查管道的通畅情况。

3. 妥善固定引流管

在非透析时间，导管使用腹带包扎。腹膜透析换液时，妥善放置引流管，防止因为坐起或活动拉扯引流管导致伤口疼痛或引流管脱出。

4. 带管出院指导

教会患者及其家属正确更换腹膜透析液的流程，按时进行腹膜透析治疗。保持腹透管清洁，定期进行出口处护理，防止出口处或腹腔感染，淋浴时需对管路和出口处进行保护，透析环境需清洁，保持良好的个人卫生状况。指导患者并发症的观察及处理措施。指导患者进食优质蛋白质（1.2～1.5 g/kg·d），补充足够热量及丰富的维生素，控制水盐的摄入，根据出入量确定饮水量，限制高钾高磷食物的摄入。嘱定期门诊随访。

（四）并发症观察及护理

1. 腹膜炎

可表现为腹痛、发热、反跳痛、透出液浑浊等，遵医嘱局部或全身应用抗生素，换液时严格无菌操作。

2. 切口出血

局部压迫止血，遵医嘱予及时更换敷料。

3. 透析管出口处感染

观察出口处有无红肿热痛和分泌物，定期进行局部清洁消毒处理，必要时遵医嘱使用抗生素。

4. 透析管堵塞或引流不畅

观察管路有无扭曲、开关是否打开，予更换体位、腹部按摩、清洁灌肠、肝素液冲洗管腔等护理措施。

六、拔管

（一）指征

患者透析不充分、腹膜功能衰竭或超滤失败，难治性腹膜炎或隧道严重感染，出现胸腹瘘、严重疝气等并发症，肾功能恢复不需要腹膜透析、治疗方式改变（如肾移植或血液透析）等，可考虑拔管。

（二）拔管后观察及护理

观察伤口渗血、渗液情况，有无腹痛、腹胀等主诉，有无发热等感染表现。

七、非计划拔管应急处理

如发生腹膜透析管拔管，应观察管路是否完整，患者腹部有无出血及出血量，患者腹部皮肤和肌层有无损伤及程度，有无腹痛、腹胀等症状，出口处有无漏液等，及时予无菌纱布包扎止血，立即报告医生或送至医院进行急诊处理，必要时遵医嘱予止血、抗感染、对症等处理，做好重新腹膜透析置管手术或行血液透析的准备。

如外接短管滑脱，立即用清洁敷料覆盖钛接头端，后用透析夹夹闭管道，就医并更换钛接头和外接短管，用一袋2L腹膜透析液反复冲洗腹腔及管道4～5次，预防感染。

如碘伏帽脱落，立即用透析夹夹闭管道，用消毒液消毒外接短管出口，更换新的碘伏帽，并用一袋2L腹膜透析液反复冲洗腹腔及管道4～5次，预防感染。

第七节　盆腔引流管护理

盆腔引流管是根据患者病情及治疗需要放入盆腔引流出血、渗液或脓液的引流管。

一、适应证

腹腔、盆腔（妇科）术后需要进行盆腔引流者。

二、置管目的

腹腔、盆腔手术后行盆腔引流,盆腔渗出可充分引流,防止感染扩散和盆腔脓肿形成,同时利于术后早期观察并发症。

三、置入方法

开腹手术中充分暴露手术区域,对病变组织进行彻底的清除,且在直视下放置引流管,一端至盆腔最佳位置,另一端自切口旁或在引流区最近、最直接的腹壁另戳孔引出。如图 7-7 所示。

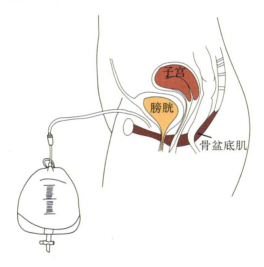

图 7-7 盆腔引流管示意图

四、护理要点

(一) 体位

患者生命体征平稳可抬高床头,取半卧位 30°~45°。根据引流管位置给予不同体位,保持有效引流。

(二) 引流装置放置

引流装置的高度要求卧床时低于腋中线,患者离床活动时低于引流管出口垂直距离 10～15 cm。引流装置可悬挂在床旁床栏处。

(三) 固定

术中将管道缝于切口或戳孔旁皮肤，或使用引流管固定器将引流管固定于穿刺口附近皮肤上。

(四) 观察及护理

1. 观察引流液颜色、性质及量

严密观察并准确记录，注意引流液的变化，若引流液突然增多且为血性，要警惕盆腔内出血；若引流液突然减少，警惕有无堵塞。若引流液浑浊，伴患者腹痛发热时，要警惕感染的发生，及时报告医生并积极配合处理。

2. 保持引流管通畅

患者生命体征平稳后，采取半卧位，以利于引流液的顺利排出。可以定时挤压，促进积液引流。如引流不畅，配合医生在无菌操作下调整引流管位置，以保证引流管引流通畅。如持续负压引流球吸引，保持负压引流球负压有效性，负压约 5 kPa，即负压球压 2/3 即可。

3. 导管妥善固定

术后妥善固定，保证引流管通畅，避免扭曲、受压或折叠。指导患者变换体位时，及时调整引流管的位置，避免牵拉甚至误拔引流管。对于需要腹带包扎的患者，在使用腹带时一定要避免引流管受压。

4. 保护引流管周围皮肤

保持盆腔引流管口处敷料清洁干燥，若发生潮湿，及时更换敷料。如果引流管口周围皮肤发红，根据情况可选用凡士林纱条或透气贴膜进行保护。

5. 引流袋的更换

多采用抗反流引流袋，每周更换 1 次。更换时，首先夹闭引流管，分离引流袋和引流管，然后用棉签由内向外消毒引流管的内口、外口，最后连接无菌引流袋，轻轻挤压，保持引流管的通畅，更换中一定要严格遵循无菌原则。

6. 健康教育

术后做好患者及其家属的健康教育，说明引流管的重要性，做好管道的自我护理。

(五) 并发症观察及护理

1. 感染

病原微生物逆行经过引流管进入盆腔或腔道内引起感染。严格执行无菌操作，敷料潮湿及时更换，活动时避免引流液反流引起逆行感染。

2. 出血

当引流管位置不当或质地较硬直接接触脏器时，摩擦可以引起残端出血。要注意观察引流液的颜色和量，如果出现活动性出血，及时报告医生，必要时手术处理。也要观察引流管口处皮肤有无出血，如出现出血情况紧急可压迫止血。

3. 引流管堵塞

应避免引流管发生受压、扭曲、折叠等，影响引流效果。如发现引流不畅应积极寻找原因并及时干预解除。因凝血块、坏死组织或黏液堵塞引流管时，可用注射器取 300～500 mL 0.9% 生理盐水对引流管实施低压冲洗，必要时改用有效负压引流。在吸引引流过程中应待负压球完全胀起后再将其压下。避免过于频繁挤压导致负压过大而引起周围组织损伤出血。

五、拔管

(一) 指征

(1) 术后第四、五天，24 h 引流量不超过 50 mL。

(2) 血常规指标中白细胞计数正常。

(3) 患者无腹胀、腹痛主诉，患者全身及腹部情况良好。

(二) 拔管后观察及护理

生命体征是否正常；有无感染、出血等情况发生；引流管口周围皮肤愈合情况，敷料干燥情况及有无渗血、渗液情况。

六、非计划性拔管应急处理

引流管部分脱出不可以将其回插，应立即用无菌敷料覆盖伤口，报告并协助医生处理。如全部脱出，处理同拔管后观察及护理。

第八节　耻骨后引流管护理

耻骨后引流管是指在无菌操作下置入腹腔及耻骨后间隙，引流出积血和积液的管道。

一、适应证

（1）因保留导尿引起急性尿道炎、前列腺炎。
（2）因尿道狭窄尿道扩张无效、多次反复导尿导致尿道水肿者。

二、禁忌证

凝血功能障碍者或者出血倾向者慎用。

三、置管目的

引流出术中的血液及渗液，防止术后感染，有利于伤口的愈合。

四、置入方法

手术过程中，根据治疗需要放置。如图 7-8 所示。

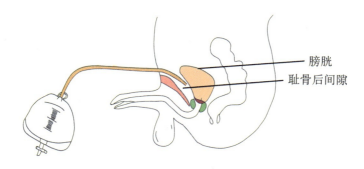

膀胱

耻骨后间隙

图 7-8　耻骨后造瘘示意图

五、护理要点

（一）体位

病情稳定可半卧位，侧卧时＜90°，防止引流管折叠扭曲使引流液自切口外溢。

（二）引流装置放置

引流装置衔接紧密，引流管留足够的长度防止牵拉，引流袋低于引流口。

（三）固定

尿袋妥善固定于床沿，做好引流管标识。

（四）观察及护理

1. 观察引流液的颜色、性质和量

若 1 h 内引流量大于 100 mL，且呈鲜红色，则提示有出血发生；若引流量大且引流液颜色清亮，则提示有尿瘘或淋巴瘘可能，均应及时报告医生处理。

2. 保持引流通畅

定时挤压引流管，引流管勿受压、扭曲、折叠。

3. 观察引流管出口皮肤及伤口情况

敷料有无渗液、渗血及局部红、肿、热、痛等现象。引流管口周围敷料定时更换，换药时严格无菌操作。

4. 健康教育

术后做好患者及其家属的健康教育，说明引流管的重要性，做好管道的自我护理。

六、拔管

（一）指征

术后 3 天，24 h 引流量＜10 mL，可以考虑拔管。

（二）拔管后观察及护理

观察引流口处有无渗血、渗液，保持敷料清洁、干燥。

七、非计划拔管应急处理

引流管部分脱出不可以将其回插，应立即用无菌敷料覆盖伤口，协助患者半卧位，安慰患者和家属，报告并协助医生处理。如全部脱出，处理同拔管后观察及护理。

第八章　泌尿生殖道医用管道护理

第一节　导尿管护理

导尿管指经尿道插入膀胱以便引流出尿液的管道。导尿管种类有：单腔导尿管、双腔导尿管、三腔导尿管（用于膀胱冲洗或者膀胱内用药）；成人导尿管型号有12F、14F、16F、18F 四种型号。

一、适应证

（1）急、慢性尿潴留患者。
（2）危重患者监测尿量变化情况。
（3）膀胱肿瘤患者灌注药物。
（4）盆腔或者会阴部手术患者。
（5）下腹部或盆腔手术中防止膀胱过度充盈而致损伤。

二、禁忌证

（1）急性尿道炎。
（2）尿道狭窄。
（3）尿道有损伤。
（4）女性月经期。

三、管道目的

（1）引流出尿液，解除尿潴留患者的痛苦。

（2）为危重或尿失禁患者准确记录尿量，以便观察病情变化，也为尿失禁患者保持会阴部的清洁、干燥。

（3）为膀胱肿瘤患者进行膀胱灌注。

（4）盆腔脏器手术前留置导尿管，引流尿液，避免术中误伤膀胱。

（5）泌尿系统手术后留置导尿管，引流尿液，避免伤口感染，促进伤口愈合。

四、置入方法

（一）男性置管方法

（1）操作者洗手、戴口罩。

（2）携用物至患者床旁。

（3）核对患者床号及姓名，向患者解释并交代注意事项。

（4）操作者站在患者右侧，松开床尾盖被，协助患者脱去对侧裤子，盖在近侧腿部，对侧腿用盖被遮盖。

（5）协助患者取屈膝仰卧位，两腿外展。

（6）将一次性治疗巾垫于患者臀下，弯盘放置于外阴处。左手戴一次性手套，右手持镊子，夹取消毒棉球消毒会阴部，依次为阴阜、阴茎和阴囊，左手用无菌纱布包住阴茎将包皮往后暴露出尿道口，右手持镊子夹棉球向外向后消毒尿道口、龟头及冠状沟，每个棉球限用一次。消毒完毕，将装污棉球的弯盘移到床尾，脱去手套。

（7）打开导尿包，放在患者双腿中间，戴无菌手套，铺洞巾。

（8）取出导尿管，注射器充气检查气囊完好，用无菌液状石蜡润滑导尿管前端，导尿管放在治疗碗内，注射器抽取无菌生理盐水 10～20 mL 备用。

（9）再次消毒，左手用纱布包住阴茎将包皮向后推，暴露尿道口，右手持镊子用消毒液棉球消毒尿道口、龟头及冠状沟，装有污棉球的弯盘移至床位。

（10）左手用无菌纱布包住阴茎提起，与腹部成 60°，右手用血管钳夹住导尿管对准尿道口缓慢插入尿道口 20～22 cm（自导尿管水囊的下端计算距离），见尿液流出再插入 1～2 cm，向尿管水囊注入无菌盐水 10～20 mL，血管钳夹紧尿管尾端，接上尿袋后松开血管钳,妥善固定尿袋。如图 8-1 所示。

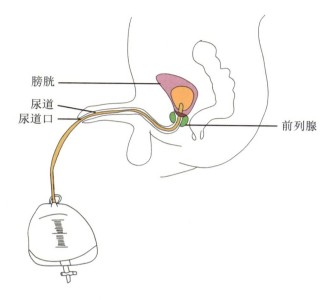

膀胱

尿道

尿道口

前列腺

图 8-1　男性导尿管示意图

(二) 女性置管方法

(1)～(5)同男性患者置管方法。

(6) 将一次性治疗巾垫于患者臀下,弯盘放置于外阴处,将消毒液倒在治疗碗内的无菌棉球上,左手戴一次性手套,右手夹取消毒棉球先消毒阴阜、大阴唇,左手分开大阴唇,再消毒小阴唇和尿道口,每个棉球限用一次,消毒完毕脱下手套放置在弯盘里,将弯盘和治疗碗移至床尾。

(7) 打开导尿包,放在患者双腿中间,戴无菌手套,铺洞巾。

(8) 取出导尿管,注射器充气检查气囊完好,用无菌液状石蜡润滑导尿管前端,导尿管放在治疗碗内,注射器抽取无菌生理盐水 10～20 mL 备用。

(9) 弯盘放置于外阴处,左手分开小阴唇并固定,右手用镊子夹取消毒棉球,依次消毒尿道口、小阴唇、尿道口。污棉球放置于弯盘并移至床位。

(10) 将放置导尿管的治疗碗移至外阴处,嘱患者张口呼吸,左手分开并固定小阴唇,右手用镊子夹住导尿管轻轻插入尿道 4～6 cm(自导尿管水囊的下端计算距离),见尿液流出再插入 1～2 cm。向尿管水囊注入无菌盐水 10～20 mL,血管钳夹紧尿管尾端,接上尿袋后松开血管钳,妥善固定尿袋。

五、护理要点

(一) 体位

患者采取舒适的体位,卧位、坐位和站位等都可。

(二) 引流装置放置

保持通畅,避免导尿管受压和扭折,任何体位时尿袋低于耻骨联合,避免接触地面。

(三) 固定

用胶布或固定器将尿管固定在大腿内侧上 1/3 处,尿袋固定于床沿。

(四) 观察及护理

1. 观察尿液的颜色、性质和量

正常尿液颜色呈淡黄、澄清,24 h 尿量在 1500～2000 mL;多尿:>2500 mL/24 h;少尿:<400 mL/24 h 或<17 mL/h;无尿:<100 mL/24 h 或 12 h 内无尿液引出。当出现尿量增多、减少、尿色异常或浑浊时,应及时报告医生。

2. 病情观察

观察尿道口有无红、肿、漏尿等情况;观察患者有无发热、疼痛等症状,异常情况及时报告医生处理。

3. 保持引流通畅

保持引流通畅,各衔接部位是否紧密,尿管无受压、扭折,避免引流液反流。定期评估尿管水囊内的液体量,根据需要予以补充。对膀胱高度膨胀且极度虚弱的患者,第一次放尿不得超过 1000 mL,大量放尿可使腹腔内压急剧下降,血液大量滞留在腹腔内,导致血压下降而虚脱,另外膀胱内压突然降低,还可导致膀胱黏膜急剧充血,发生血尿。

4. 预防感染

病情允许的情况下鼓励患者多饮水,每天擦洗两次会阴,尿道口定期消毒,使用碘伏每日消毒 1～2 次,防逆流集尿袋每周更换一次,导尿管每月更换一次,严格执行无菌操作。

(五) 膀胱持续冲洗护理

膀胱持续冲洗是利用导尿管,将溶液持续灌入到膀胱内,再利用虹吸原理将灌入的液体引流出来,而稀释尿液,使膀胱内的血液及沉淀物排出体外,清洗膀胱,预防导尿管堵塞的方法。

（1）将冲洗装置悬挂于床旁输液架上，高度距患者膀胱约 60 cm，进水管下端连接导尿管的输入端，排出引流管连接三腔导尿管的输出端。

（2）保持冲洗引流通畅，观察引流液的颜色、性状。如发现有血块堵塞引流不通畅，及时通知医生，用注射器予无菌生理盐水冲洗通畅。

（3）持续冲洗的患者，尤其是在冬天，易发生膀胱区胀痛、憋尿感、短暂性引流不通畅等膀胱痉挛现象，给予患者心理疏导，鼓励深呼吸，必要时遵医嘱给予解痉止痛剂。

（4）冲洗的速度视引流液的颜色进行调节。必要时可以遵医嘱进行夹管观察，定时冲洗。

（5）冲洗装置每 24 h 更换一次，引流袋定期更换，严格执行无菌操作。

六、拔管

（一）指征

尿潴留解除后；危重患者病情平稳；肾脏损伤平稳后，可以自行排尿；膀胱破裂修补术后 8～10 天拔除。拔管前将尿管夹闭定时开放，训练膀胱功能，2～3 天排尿功能正常后拔除。如更换尿管，可根据临床需要每 4 周左右更换 1 次。

（二）拔管后观察及护理

拔管后 8 h 内患者是否能自行排尿，尿液颜色、性质是否正常。

七、非计划拔管应急处理

检查尿管气囊的完整性，检查尿道口有无出血，安慰患者，报告医生，必要时 B 超检查膀胱和尿道有无损伤。如治疗需要予再次置管。

第二节 肾造瘘管护理

肾造瘘引流术是通过穿刺或切开肾实质，把造瘘管放置于肾盂内，引流尿液、脓液及血液。

一、适应证

（1）严重肾积水或积脓、肾功能严重受损，病情不允许做肾切除术，或有其他原因必须保存肾脏者。

（2）各种原因导致的输尿管梗阻（如损伤、结核或膀胱肿瘤晚期等），不允许用其他方法解除梗阻者。

（3）输尿管或肾脏手术需要同时引流尿液。

（4）肾结石取石术后。

二、禁忌证

（一）相对禁忌证

（1）凝血功能障碍者或者出血倾向者慎用。

（2）重度糖尿病和高血压未纠正的患者。

（3）脊柱后凸畸形严重，不能俯卧位者。

（4）服用阿司匹林、华法林等药物者，需要停药 1 周才可以进行手术。

（二）绝对禁忌证

非尿路梗阻引起的肾功能异常。

三、置管目的

（1）引流尿液、脓液、血液以及便于窦道形成，改善肾功能，减轻肾盂及肾实质的感染，为需要第二次手术患者创造条件。

（2）压迫瘘口周围肾实质，防止肾实质出血。

四、置入方法

B 超引导经皮穿刺肾造瘘术。用已消毒的 B 超穿刺探头引导，选择穿刺部位，以 2% 盐酸利多卡因局麻至肾包膜。取患侧第 11～12 肋下缘，腰大肌外侧，取穿刺针沿 B 超导芯于穿刺点经患侧腰背部皮肤、皮下组织、肾皮质等到达肾盂，穿入肾盏后见有尿液溢出，抽出 2～5 mL。取出注射器送入导丝，换导管顺导丝送入肾盂。如图 8-2 所示。

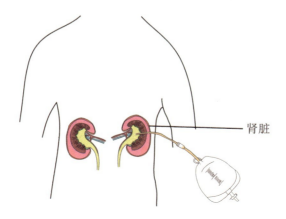

肾脏

图 8-2　肾造瘘管示意图

五、护理要点

（一）体位

患者取仰卧位或侧卧位有利于引流，出血量多者，应绝对卧床休息，改变体位时要避免脱管。

（二）引流管装置放置

引流装置衔接紧密，引流管留合适的长度防止牵拉，引流袋要低于造瘘口 10～15 cm，不能碰到地面。

（三）固定

采取双固定，用透明贴膜将肾造瘘管固定于患者皮肤上，卧位时引流袋固定于床边，下地活动时，尿袋固定在低于引流部位的位置。

（四）观察及护理

1. 引流液的观察

观察引流液的颜色、量、性状的改变，准确记录造瘘管引流液量。有无结石或絮状物，引流液突然鲜红色，血块增多，提示出血可能，要及时报告医生，采取夹闭肾造瘘管措施，使肾、输尿管内压力增加，形成压力性止血。

2. 引流管护理

定时挤压引流管，保持引流通畅，勿受压、扭曲和牵拉管道。如引流不通畅，不做常规冲洗，以免引起感染，必须冲洗时应由医生严格执行无菌操作，生理盐水低压、缓慢冲洗,每次冲洗量不超过 10 mL。

3．病情观察

观察患者腹部症状和体征,有无腹痛及腹胀情况。

4．引流袋的更换

用抗反流引流袋,每周更换 1 次。更换时,首先夹闭引流管,分离引流袋和引流管,然后用碘伏棉签由内向外消毒引流管的内口、外口,最后连接无菌引流袋,轻轻挤压,保持引流管的通畅,更换中要严格遵循无菌原则。

5．观察造瘘口情况

保持造瘘口处的皮肤清洁、干燥,有渗液要及时更换造瘘口处敷料。造瘘口周围敷料定时更换,换药时严格执行无菌操作。

6．健康教育

术后做好患者及其家属的健康教育,说明引流管的重要性,做好管道的自我护理。术后 1 周内禁止剧烈活动,1 个月内禁止重体力劳动。

(五)并发症观察及护理

要注意观察有无漏尿、出血、结石、梗阻和感染等。鼓励患者多饮水,在无菌操作下更换引流袋。

六、拔管

(一)指征

尿结石取石术后,遵医嘱夹管数小时后开放,术后 1 日复查腹部 X 线平片,无残留结石;拔管前先试夹管 2～3 天,无腰胀、漏尿、排尿困难、发热等反应;自造瘘管注入亚甲蓝,从尿道排出;经造瘘管造影,显示尿路通畅。符合以上任意一条,证实肾盂至膀胱引流通畅,方可拔管。终身带管者,造瘘术后 1 周之内不建议更换造瘘管,应在术后 3 个月内更换,以后每隔 2～4 个月更换。

(二)拔管后观察要点

嘱患者健侧卧位 3～4 h。造瘘口处敷料保持清洁、干燥,无渗液、渗血。肾造瘘管拔除 1 天后,拔除尿管,若无尿管者,要密切关注患者拔管后 2 h 内自行排尿情况。

七、非计划拔管应急处理

引流管部分脱出不可以将其回插,应立即用无菌敷料覆盖伤口,报告医生协助处理。如全部脱出,检查造瘘管的完整性,检查造瘘口有无出血,安慰患者。根据病情确定是否需要再次置管。

第三节　膀胱造瘘管护理

膀胱造瘘管是经耻骨上置入膀胱引流出尿液的导尿管道。

一、适应证

(一)暂时性膀胱造瘘术适应证

(1)无法从尿道插入导尿管的急性尿潴留患者,如尿道结石、狭窄,前列腺增生等。

(2)膀胱、阴茎和尿道损伤。

(3)膀胱或前列腺严重出血。

(二)永久性膀胱造瘘术适应证

(1)神经源性膀胱功能障碍。

(2)尿路梗阻伴尿潴留,短期无法解除。

(3)尿道肿瘤行全尿路手术后。

二、禁忌证

(1)出血性疾病。

(2)膀胱挛缩。

(3)有下腹部和盆腔手术史,评估穿刺膀胱有损伤其他脏器的可能。

(4)膀胱内充满血块,留置导管不能达到有效的引流。

(5)原因不明的血尿和膀胱肿瘤。

三、置管目的

解除尿路梗阻对机体的影响,或者尿路手术后保证尿路的愈合。

四、置入方法

1. 耻骨上膀胱切开造瘘

患者憋尿,膀胱内有 200~300 mL 的尿液,取平卧位,在耻骨联合上方两横指处腹正中线的位置为穿刺点,局部麻醉后穿刺针穿刺膀胱,抽出尿液后,在此位置切开 2~4 cm 的切口。拔出穿刺针,穿入套管针,拔出套管针针芯,见到尿液流出,导尿管从套针腔插入膀胱,退出套管,用丝线固定。(建议在 B 超引导下操作)

2. 开放性耻骨膀胱造口术

需要在耻骨上腹正中线位置切开 2~4 cm 长的切口,切开皮肤分离肌肉层,用空针穿刺膀胱,抽取到尿液后切开膀胱,将较粗的膀胱造瘘管放置入膀胱内,然后缝合固定,就可以完成耻骨上膀胱切开造瘘手术。如图 8-3 所示。

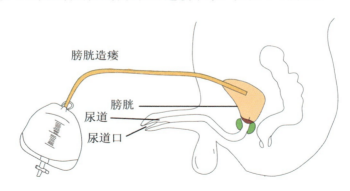

图 8-3　膀胱造瘘示意图

五、护理要点

(一)体位

根据患者的病情选择舒适的体位。

(二)引流装置放置

引流装置衔接紧密,引流管留合适的长度,防止牵拉,引流袋低于造瘘口位置,避免接触地面。

(三)固定

采取双固定,用透明贴膜将膀胱造瘘管固定患者皮肤上。

（四）观察及护理

1. 引流液的观察

注意观察引流液的颜色、量和性状，必要时遵医嘱膀胱冲洗，可采用连续滴入、间断开放式冲洗法，根据引流液颜色调整冲洗速度。间断开放式冲洗时，对膀胱部分切除术者，每次冲洗量应＜50 mL。伤口引流液颜色鲜红、量大，提示出血可能，及时通知报告医生并配合处理。

2. 保持引流通畅

膀胱造瘘管勿弯曲、受压和扭折，经常挤压引流管，告知患者及其家属管道的重要性，并准确做好记录。

3. 引流袋的更换

采用抗反流引流袋，每周更换 1 次。更换时，首先夹闭引流管，分离引流袋和引流管，然后用碘伏棉签由内向外消毒引流管的内口、外口，最后连接无菌引流袋，轻轻挤压，保持引流管的通畅；引流管每月更换一次，更换中要严格遵循无菌原则。

4. 观察造瘘口皮肤

观察局部有无红肿、渗液，若敷料有渗出，及时更换敷料，保持造瘘口清洁、干燥。

5. 健康教育

期间做好患者及其家属的健康教育，说明引流管的重要性，多饮水，做好管道的自我护理。

（五）并发症观察及护理

1. 感染

若尿液有混浊、絮状物，使用生理盐水膀胱冲洗，每天两次，直至尿液黄色、澄清为止，鼓励多饮水，无菌操作下更换引流袋。

2. 膀胱萎缩

白天尽可能夹管，2～3 h 放尿一次，晚上可以不用夹管。

3. 膀胱痉挛与膀胱三角区激惹

由于手术刺激、气囊导尿管压迫、引流不畅、不良刺激、情绪焦虑、紧张等可诱发膀胱及会阴部收缩性疼痛、排尿紧迫感，甚至尿道口溢尿等，在排除血块堵管的情况下，调整引流管的位置，根据患者的实际情况给予止痛剂。关心患者，嘱其深呼吸缓解紧张情绪，减少各种不良刺激。

4. 其他

观察有无尿路结石、造瘘管堵塞、造瘘口周围皮肤炎症等。

六、拔管

（一）指征

常规放置 10～14 天，如造瘘管长期留置，建议术后 3～4 周予更换，后期根据患者病情 4～6 周更换一次。拔管前试夹管 2～3 天，待患者排尿正常后再拔管。

（二）拔管后观察及护理

患者能否自行排尿，尿液颜色、性质是否正常。造瘘口愈合情况等。

七、非计划拔管应急处理

一旦造瘘管脱出，立即通知医生，应在无菌操作下 15～20 min 内重新插管，否则置管瘘口会很快闭合。

第四节　双 J 管护理

双 J 管又称猪尾巴导管，因两端卷曲，每端形似猪尾巴而得名，是长约 30 cm，直径 2～3 mm 的硅胶管，放置在输尿管内，一端放在肾盂，一端放在膀胱。双 J 管置入输尿管后能起到其支架和内引流作用，用于解除输尿管炎症、水肿造成的暂时性梗阻，防止术后伤口漏尿和输尿管狭窄。

一、适应证

（1）肾结石、输尿管结石、肾积水、肾移植、肾及输尿管良性肿瘤等上下尿路手术。

（2）复杂性肾结石和较大肾结石的体外震波碎石治疗前放置双 J 管。

（3）输尿管狭窄、巨输尿管症等治疗过程或术后。

（4）任何原因引起的输尿管梗阻，均可放置输尿管内支架管作为支架引流，如先天性输尿管损伤、炎症性输尿管梗阻、创伤性输尿管梗阻、妊娠引起的急性输尿管梗阻、晚期肿瘤压迫输尿管引起的梗阻、肾结核伴输尿管狭窄等。

二、置管目的

输尿管内留置双 J 管，可起到支架和内引流的作用，避免碎石排出时造成梗阻。

三、置入方法

术中在腔镜引导下，先将导丝置入输尿管，后退导丝，推入双 J 管留置。如图 8-4 所示。

四、护理要点

（一）体位

头高脚底斜坡卧位，以 45°为宜，始终保持膀胱低于肾盂位置。

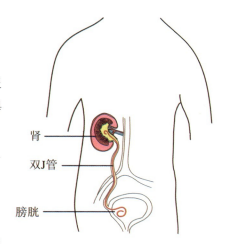

肾

双J管

膀胱

图 8-4　双 J 管引流示意图

（二）引流装置放置

引流装置衔接紧密，引流管留足够的长度防止牵拉，引流袋低于引流口。

（三）固定

妥善固定引流管及引流袋。

（四）观察及护理

1. 观察引流液的颜色、性质和量

带尿管期间有效地保持引流通畅，勿夹闭导尿管；若有出血应立即报告医生查看。

2. 保持引流通畅

导尿管勿受压、扭曲、折叠，保持尿管的通畅，避免膀胱潴留尿液。

3. 带管出院指导

（1）多饮水，每日饮水 2000～3000 mL；勤排尿，及时、定时排尿，要注意不要憋尿，避免尿液反流；多食易消化饮食，避免便秘。

（2）指导患者出院后的生活起居及活动，不要做四肢及腰部同时伸展动作，不要突然下蹲及参加重体力劳动,以防双 J 管向上移动或向下滑脱。

(3) 避免增加腹压的动作:如搬运东西,托举重物,用力咳嗽,用力打喷嚏,用力排便等。

(4) 带管期间如有发热、血尿持续性加重应及时就诊。

(5) 双 J 管留置时间以不超过 3 个月为宜,常规留置 1 个月。应根据医嘱定期复诊拔管。

(五) 并发症观察及护理

1. 膀胱输尿管反流

放置双 J 管后,输尿管膀胱的抗反流机制消失,当膀胱内压力高于肾盂时,尿液可反流至肾盂,增加了上尿路感染的机会。在排尿时膀胱逼尿肌收缩产生肾盂内高压,可影响吻合口愈合。

(1) 术后常规保留导尿 5~7 天,以充分引流尿液,降低膀胱内压,防止尿液反流。

(2) 保持导尿管引流通畅,定时挤压、预防堵塞,并询问患者有无腰胀,以观察反流情况及时予以处理。

(3) 拔除导尿管的患者,要告知患者及时、定时排尿,注意不要憋尿,避免尿液反流。

(4) 加强生活护理,减少引起腹压增高的任何因素,预防大便干燥,指导患者站立排尿。

2. 血尿

由于双 J 管在输尿管内上下轻微移动摩擦输尿管内壁黏膜所致。

(1) 严密观察尿液的颜色变化,嘱患者多饮水,每日饮水 2000~3000 mL,以稀释尿液,防止血块将导尿管堵塞。

(2) 严重时根据医嘱及时使用抗生素及止血药物。

3. 尿路刺激症状

患者出现不同程度的尿频、尿急、尿痛症状,与双 J 管刺激膀胱三角区或后尿道有关。

(1) 对于轻度尿路刺激等症状,嘱患者不要紧张,除多饮水外,可通过自行调整体位来缓解症状。

(2) 若症状明显,则有可能是尿路感染所致,要及时给予解痉、抗炎感染治疗。

4. 双 J 管移位

比较严重但较少见的并发症,主要由于术中双 J 管向膀胱内置入深度不够。剧烈活动也可导致移位。

（1）指导患者生活起居及活动。

（2）指导患者避免做四肢及腰部同时伸展动作，不要突然下蹲及参加重体力劳动，以防双 J 管向上移动或向下滑脱。一旦发生双 J 管移位需做输尿管镜或膀胱镜予以拔除。

五、拔管

（一）指征

一般留置 1～3 个月后在膀胱镜下拔除。

（二）拔管后观察及护理

拔管后患者能否自行排尿，尿液的颜色、性质是否正常。

六、非计划脱管应急处理

患者排尿时有双 J 管脱出，或复查尿路平片时双 J 管脱落盘旋在膀胱内或者位置上移，安慰患者和家属，在膀胱镜辅助下拔除双 J 管，检查管道完整性，评估病情需要，遵医嘱再次置管。

第五节　输尿管皮肤造口护理

输尿管皮肤造口术是指输尿管经皮肤造口与外界直接相通，是一种简单、安全的尿流改道方式。可分为临时性和永久性两类。

一、适应证

（一）临时性造口适应证

（1）严重的膀胱输尿管反流。

（2）输尿管膀胱梗阻性疾病。

（3）难治的尿路感染。

（4）某些尿道梗阻性疾病。

（二）永久性造口适应证

（1）神经源性膀胱。

（2）异位膀胱。

（3）膀胱切除术后。

二、置管目的

作为尿液排出的通道，替代生理性尿道功能。

三、置入方法

（1）下腹斜切口，经腹膜外施行手术。如同时须行膀胱切除手术，采用下腹正中切口或横切口。

（2）在腹膜后游离输尿管中下段，注意保存其血液供应。近膀胱处切断输尿管，远端用丝线结扎，近端插入相应粗细的引流管至肾盂，并予以固定。

（3）在相当于髂嵴上缘水平将输尿管拉出，通过部位之肌肉、腱膜沿切口创缘垂直切开少许，但不宜切开过多，以免术后发生腹壁疝。用 3～4 针细丝线穿过输尿管外膜固定于腹外斜肌腱膜。缝合皮下及皮肤切口。

（4）将输尿管外翻成乳头式，用丝线与皮缘固定缝合。

（5）如需做双侧输尿管皮肤造口，对侧可按同法进行。由于双侧造口，给患者带来不便，可将管径较细的一侧通过骶前、乙状结肠系膜后方拉至对侧，并与对侧输尿管做端侧吻合，然后再做皮肤造口。如图 8-5 所示。

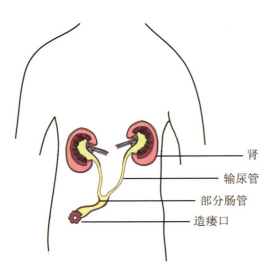

肾
输尿管
部分肠管
造瘘口

图 8-5　输尿管皮肤造瘘示意图

四、护理要点

(一) 造口观察

正常黏膜是鲜红色,布满毛细血管,若呈淡红色或粉色,或异常,应立即报告医生及时处理。

(二) 造口清洁

术后常用的清洁造口黏膜及周围皮肤的清洗液有 0.9%氯化钠溶液,安全方便,对造口黏膜无刺激性。

(三) 造口袋应用

用凡士林纱布包绕输尿管皮肤造瘘口,10～14 天伤口已愈合后,拔除输尿管引流管。使用的造口袋按照材料不同可分为橡胶造口袋和一次性塑料造口袋;按照使用特点可分为粘贴式与腰带式,粘贴式又分为一件式与两件式。在造口袋的选择上,提倡个案化,选择适合患者的造口袋。使用造口测量板,能准确测量造口大小。造口袋粘贴处边缘剪裁不宜过大,为减少渗漏,对不平整皮肤使用防漏膏,可延长造口袋的使用时间。

(四) 心理护理

造口术后患者常有焦虑、抑郁、自卑、依赖等心理问题。术后应先与患者进行良好的沟通,所有医护人员和家属在心理上要给予患者支持、关心和安慰,同时鼓励患者尽早学会造口护理方法,促进其心理康复,提高其重返社会的信心。

(五) 并发症观察及护理

1. 急性肾盂肾炎

因输尿管引流管引流不畅及逆行感染引起。严密观察引流情况,鼓励患者多饮水,注意个人卫生。若有症状应及时就医。

2. 造口出血

此为早期并发症,少量出血用纱布加压止血,出血量多时,遵医嘱予 0.1%肾上腺素溶液浸湿的纱布压迫或云南白药外敷后用纱布压迫,活动性出血时,缝扎止血。

3. 造口周围皮炎

造口周围皮炎是造口术后常见的并发症。表现为皮肤潮红、充血、水肿、糜烂,甚至形成溃疡,局部剧痛。其发生原因以尿液渗漏引起的刺激性皮炎居多,其次是皮肤对造口袋底盘黏胶过敏,机械性损伤较少见。及时倾倒造口袋内尿液,每日清洁造口袋 2 次,并有意识地分离底盘和造口袋,以利于造口周围皮肤透气,保持周围皮肤清洁、干燥,可使用造口粉和防漏膏保护隔离。必要时遵医嘱使用抗过敏药。

4. 造口周围尿酸盐结晶

尿液被碱化后变成白色粉末结晶附着于造口和造口周围皮肤,可用 1 份白醋加 1 份生理盐水稀释后,用纱布沾湿后擦拭皮肤上的尿酸盐结晶。饮食中注意食物的酸碱性。鼓励患者多饮水,每日饮水 2000 mL 以上。多食用含维 C 高的食物,以稀释和酸化尿液。

5. 输尿管皮肤造瘘口狭窄

此为常见晚期并发症。轻者可通过扩张、切开、留置输尿管引流管 4~6 周治愈;重者则须手术纠正。术中常可发现输尿管缺损,手术应将输尿管重新游离,拉出腹壁皮肤外固定,如输尿管缺损较多,可根据输尿管游离段长度,重新选择更换输尿管皮肤造瘘口部位。

(六) 出院指导

1. 饮食

加强营养,多饮水,每天饮水量应在 2000 mL 以上,防止尿路感染和结石形成。多吃新鲜蔬菜和水果,禁烟,保持大便通畅。

2. 活动

注意休息,适当运动,避免增加腹压活动,避免重体力劳动。

3. 日常生活指导

避免穿紧身衣裤,以免摩擦或压迫造口。避免盆浴,沐浴时用防水膜覆盖造口袋,也可在需更换造口袋时,除去造口袋洗澡,最好使用中性沐浴液,洗净后擦干,尤其是造口周围的皮肤,然后换上新造口袋。睡觉时可调整尿袋方向使其与身体纵轴垂直,必要时接床边尿袋,防止尿液过满而逆流影响肾功能,也避免影响造口袋粘贴的稳固性。

4. 造口袋的更换方法

患者更换造口袋最好选择在清晨未进食之前,避免换袋过程中尿液流出影响造口袋的粘贴及稳固性。造口袋中的尿液超过 1/3~1/2 时就要排放或更换。

第六节　宫腔引流管护理

宫腔手术后因疾病需要将双腔导尿管置入宫腔,自阴道引出体外,留置引流管的主要作用为引流宫腔内积液或积血，球囊压迫宫腔创面止血、球囊扩张宫腔防止粘连。

一、适应证

（1）宫颈粘连、子宫内膜炎症、宫腔结核等引起的宫腔积液。
（2）子宫颈癌、子宫内膜癌等放射治疗后出现宫腔积液。
（3）了解和确定宫腔积液的性质。
（4）子宫黏膜下肌瘤或子宫内膜息肉手术切除后。
（5）宫腔粘连行手术分离后。

二、置管目的

引流宫腔内积液，了解和确定宫腔积液的性质协助诊断与治疗；压迫宫腔创面，起止血作用；扩张宫腔，防止宫腔粘连。

三、置入方法

取双腔导尿管一根，剪去导尿管前端 1 cm 左右，经阴道、宫颈置入宫腔内，在腹部 B 超监护下确定导尿管前端到达宫腔底部，根据宫腔深度及创面位置确定引流管置入深度，根据生育要求及治疗需要，向球囊注入 4～20 mL 无菌生理盐水，预防宫腔粘连通常注入生理盐水 3～5 mL，压迫止血则可以注入 4～10 mL 无菌生理盐水，最多不超过 20 mL，导尿管尾端连接引流袋。压迫止血球囊留置 8～24 h，最多不超过 48 h，同时需要根据注水量，每 2 h 适当抽水减压；预防宫腔粘连球囊通常留置 5～7 天。如图 8-6 所示。

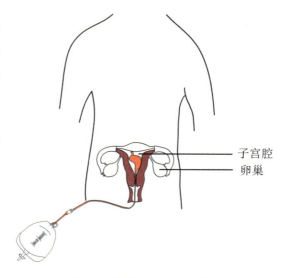

子宫腔
卵巢

图 8-6　子宫腔引流管示意图

四、护理要点

（一）体位

术后病情平稳可以抬高床头予半卧位，可变动体位。留置期间避免抬高臀部及双下肢、避免过度活动。

（二）引流装置放置

引流装置放置要求卧床时低于臀部位置，行走时低于切口位置。引流袋固定于床旁，术后翻身及活动时应注意小心脱落。离床活动时，引流管位置应低于耻骨联合。

（三）固定

使用工字形3 M棉柔胶带，将宫腔引流管延长部分用高举平台法固定于大腿根部，引流袋以别针固定于床边；同时有导尿管时，需要做好标识。每日一次轻轻牵拉引流管，观察球囊固定是否在位，预防脱落，必要时行 B 超检查。

（四）观察及护理

1. 观察引流液颜色、性质及量

术后应密切观察阴道出血量、宫腔引流液量及性状，并准确记录，注意引流液的变化，若引流液突然增多且为血性，要警惕宫腔出血；若引流液浑浊，伴患者腹痛发热，要警惕感染的发生，及时报告医生并积极配合处理。

2. 保持引流管通畅

患者生命体征平稳后，采取半卧位，以利于引流液的顺利排出，保证引流管引流通畅。

3. 导管妥善固定

术后妥善固定保证引流管通畅，避免扭曲、受压或折叠。指导患者变换体位时，及时调整引流管的位置，避免牵拉甚至误拔引流管。

4. 保护局部清洁

每日擦洗会阴2次，及时更换会阴垫，保持会阴部清洁干燥。

5. 引流袋的更换

多采用抗反流引流袋，每周更换1次。更换时，首先夹闭引流管后分离引流袋和引流管，然后用棉签由内向外消毒引流管的内口、外口，最后连接无菌引流袋，轻轻挤压，保持引流管的通畅，更换中一定要严格遵循无菌原则。

6. 健康教育

术后做好患者及其家属的健康教育,说明引流管的重要性,做好管道的自我护理。

(五)并发症观察及护理

1. 管道滑脱

妥善固定引流管,向患者及其家属交代留置管道的作用及注意事项,与床位医生之间信息互通,及时了解球囊注水量,做好记录。

2. 宫腔感染

每日擦洗会阴 2 次,保持会阴部清洁干燥。密切观察阴道分泌物及引流液的量及性状,如出现脓性分泌物应及时告知医生;注意观察体温情况及血常规指标,观察有无腹痛等情况,如有异常及时汇报。

五、拔管

(一)指征

病情好转,压迫止血球囊留置 8～24 h 无明显出血,预防宫腔粘连球囊留置 5～7 天,出现与置管相关并发症如感染等时也应及时拔管。

(二)拔管后观察及护理

拔管后观察有无出血、腹痛、发热等情况。

六、非计划拔管处理

检查尿管气囊的完整性,检查阴道有无出血,安慰患者,报告并协助医生处理。其他同拔管后观察及护理。

第九章 骨关节医用管道护理

第一节 关节腔引流管护理

关节腔引流管是在关节腔内置入引流管并固定,引流腔内的积液、积血。

一、适应证

髋或膝关节置换、关节肿瘤、半月板手术等。

二、置管目的

充分引流,降低术后感染率,防止感染所致切口周围瘢痕粘连;有效减压肿胀的关节,防止关节粘连。

三、置入方法

手术过程中根据治疗需要置入或直接放置。如图 9-1 所示。

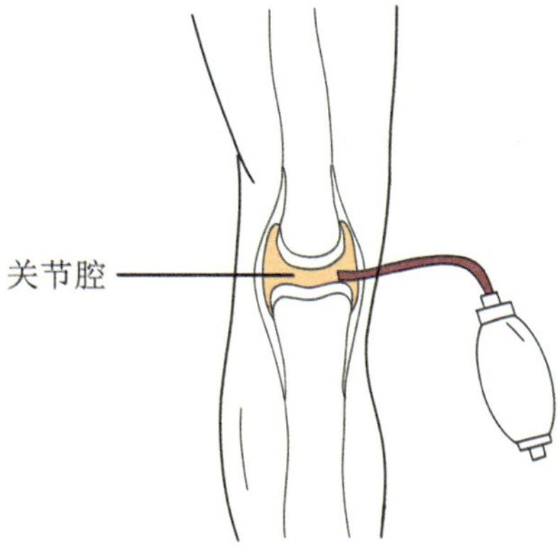

关节腔

图 9-1 关节腔引流管示意图

四、护理要点

（一）体位

根据患者的病情选择平卧位或半卧位。膝关节术后患肢小腿软枕抬高；髋关节术后患肢中立外展位，小腿软枕抬高。床尾可摇高30°。

（二）引流装置放置

引流装置衔接紧密，无菌，引流袋低于伤口引流处30 cm，高于地面。

（三）固定

妥善固定引流管及引流袋，躁动不安或者昏迷的患者使用约束带约束四肢，防止翻身活动拉脱引流管。

（四）观察及护理

1. 引流液观察

观察引流液的颜色、量、性状，若术后每小时引流出鲜红色液体＞50 mL，提示有活动性出血，或术后3~5 h内无引流液，均应及时报告医生，并做好记录。术后24 h引流量一般不应超过500 mL。

2. 引流管护理

引流管不可受压、扭折、弯曲，定时挤压引流管，防止血块堵塞，保持引流通畅。如负压引流保持有效负压。

3. 引流袋的更换

多采用抗反流引流袋，每周更换1次。更换时，首先夹闭引流管，分离引流袋和引流管，然后用碘伏棉签由内向外消毒引流管的内口、外口，最后连接无菌引流袋，轻轻挤压，保持引流管的通畅，更换中要严格遵循无菌原则。

4. 伤口观察

密切观察置管处皮肤渗出情况，保持伤口敷料清洁、干燥。如有石膏或绷带，还应密切注意有无渗血、渗液。

5. 关节腔冲洗管护理

关节翻修术后切口处一般会放置2条引流管，其中置于高处或粗的双套管为冲洗管，遵医嘱给予抗生素溶液进行关节腔内冲洗；置于低位或细的单管为引流管，接负压引流袋。注意观察引流液的量、颜色和性状，防止血块堵塞，冲洗及引流管道若出现滴入不畅或引流液突然减少等异常情况，应及时报告医生。

6. 健康教育

术后做好患者及其家属的健康教育,说明引流管的重要性,做好管道的自我护理。

(五)并发症观察及护理

1. 感染

注意观察局部切口,如出现红肿,皮温较健侧稍高,患者主诉疼痛明显,同时伴有发热全身不适等,应及时报告医生。

2. 出血

术后密切观察有无出血征象、生命体征变化、伤口敷料是否有渗出、引流液的颜色及量,发生异常时应及时报告医生。

五、拔管

(一)指征

一般视引流量而定,术后 24～72 h 即可考虑拔管,24 h 内引流量＜50 mL,可拔除引流管。留置时间一般最长不超过 1 周。

(二)拔管后观察及护理

观察患者体温变化及局部伤口情况;观察引流口周围的局部皮肤有无出血、感染征象,敷料潮湿及时更换。

六、非计划拔管应急处理

引流管部分脱出不可以将其回插,应立即用无菌敷料覆盖伤口,报告并协助医生处理。如全部脱出,处理同拔管后观察及护理。

第二节 脊柱手术引流管护理

脊柱术后常规留置切口引流管用以缓解手术区肿胀,为预防手术后切口渗血形成血肿压迫神经,减少积血带来的吸收热及细菌感染,减轻血肿机化后形成瘢痕再次对神经造成压迫等,术后需常规放置引流管,目前多采用负压引流球或引流袋。

一、适应证

颈、腰、骶椎的各类手术。

二、置管目的

防止手术区积血、积液以及积血、积液导致的感染。

三、置入方法

手术医生于术中在伤口内放置切口引流管。如图 9-2 所示。

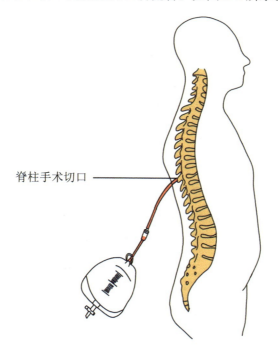

脊柱手术切口

图 9-2　脊柱手术引流管示意图

四、护理要点

(一) 体位

根据患者的病情选择平卧位,病情稳定后取舒适体位。搬运或更换体位时应保护,保持脊柱纵轴水平一致,避免扭曲、旋转和拖拉。颈脊髓损伤应采用轴线翻身,防止损伤脊髓造成患者呼吸、心搏骤停。

(二) 引流装置放置

引流装置衔接紧密,无菌,负压引流球保持负压状态,引流袋低于伤口引流处30 cm,高于地面。

(三) 固定

妥善固定引流管及引流装置,避免牵拉、扭折、脱落。

(四) 观察及护理

1. 引流液观察

严密观察引流液的量、颜色、性质,认真记录并做好交班。若引流量过多、颜色鲜红,可能有活动性出血征象,应及时报告医生。若引流量过少,可能是管道堵塞或有受压、扭曲、漏气发生,应仔细观察并及时处理。若手术后早期引流液呈稀薄清亮,且患者出现头痛、恶心,提示有硬脊膜破裂、脑脊液漏的可能,应立即报告医生及时处理。

2. 引流管护理

患者自手术室返回后先检查引流管的数量及位置、状态,需保持引流管通畅,维持有效的引流,妥善固定引流管,防止其脱落。经常检查引流管各连接处是否严密,确定其连接紧密,防止漏气或脱落造成逆行感染。

3. 引流袋的更换

抗反流引流袋,每周更换1次。更换时,首先夹闭引流管,分离引流袋和引流管,然后用碘伏棉签由内向外消毒引流管的内口、外口,最后连接无菌引流袋,轻轻挤压,保持引流管的通畅,更换中要严格遵循无菌原则。如发生脑脊液漏,需将负压引流球更换为引流袋。

4. 观察引流管出口皮肤及伤口情况

观察敷料有无渗液、渗血及局部红、肿、热、痛等现象。引流管口周围敷料定时更换,换药时严格执行无菌操作。

5. 健康教育

术后做好患者及其家属的健康教育,说明引流管的重要性,做好管道的自我护理。

(五) 并发症观察及护理

1. 脑脊液漏

在体位上选择头低脚高位的同时,也要适当地对引流袋进行调整,降低脑脊液漏外渗率,避免过多流出。另外,也要保证引流液有效引出,通畅,固定好引流管,并准确记录引流量的颜色和量,如有必要,应进行脑脊液化验以及细菌培养。积极观察患者切口渗液以及渗血情况,做好记录工作,方便及时更换,保证创口清洁,避免切口感染。在引流管拔除后,要加强伤口护理,适当加压,注意对包扎位置的松紧以及干燥情况加以观察,遵医嘱使用抗生素,避免感染。

2. 术后出血

术后严密观察患者引流量、颜色以及是否通畅,对于颈椎患者来说,当出血量大、引流不畅时,可压迫气管导致呼吸困难甚至威胁生命,应注意观察颈部情况,检查颈部软组织张力,若发现患者颈部明显肿胀,并出现呼吸困难、烦躁、发绀等表现,应报告并协助医生剪开缝线,清除血肿,若血肿清除后仍不改善应实施气管切开术;若患者出现切口渗血量增多,引流量减少并伴有四肢感觉运动异常,需警惕硬膜外血肿的发生。

五、拔管

(一) 指征

拔管时间视引流量而定,一般 24 h 内小于 50 mL 即可拔管。

(二) 拔管后观察及护理

对于颈椎术后患者,拔管后 2 周建议继续颈托制动保护,促进创口深层软组织瘢痕形成,密切观察引流口愈合情况,预防引流口形成窦道及颈部皮下积液;腰骶椎术后患者拔管后 48 h 内仍需观察切口周围有无肿胀、疼痛、积液、积血,创面敷料是否干燥,如发现异常,及时汇报并协助医生处理。

六、非计划拔管应急处理

引流管部分脱出不可以将其回插，应立即用无菌敷料覆盖压迫伤口，防止出血；如全部脱出，处理同拔管后观察及护理。同时，监测生命体征变化，观察患者肢体感觉运动情况，有无呼吸困难或感觉运动异常，如发现异常应及时报告并协助医生急救处理。

第十章 皮下医用管道护理

第一节 皮下切口引流管护理

引流管置入手术创面的引流部位,将局部的积液、积血、积脓引流出体外。

一、适应证

污染的开放性骨折;各种创面大、渗液多的手术。

二、置管目的

预防切口血肿、促进伤口愈合,减少并发症的发生。

三、置入方法

手术过程中根据治疗需要置入或保守治疗时根据治疗需要直接放置。如图 10-1 所示。

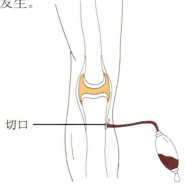

图 10-1 骨科伤口引流管示意图

四、护理要点

（一）体位

根据患者的伤口选择舒适的体位，协助早期功能锻炼。

（二）引流装置放置

引流装置衔接紧密，无菌，引流袋低于伤口 50 cm，高于地面。

（三）固定

妥善固定引流管及引流装置，因引流管置入深度较浅，需做二次胶带固定，并避免牵拉、扭折、脱落。

（四）护理要点

1. 引流液观察

观察引流液的颜色、量、性状，引流液先为暗红色，后为淡红色、淡黄色、澄清液体。若引流量突然转为鲜红色并增加，提示有活动性出血，及时报告医生处理，并做好记录。

2. 引流管护理

引流管勿受压、扭折、弯曲，定时挤压引流管，保持引流通畅。

3. 伤口观察

密切观察置管处皮肤渗液情况，保持伤口敷料清洁、干燥。如有石膏或绷带，必要时打开查看有无渗血、渗液。

4. 健康教育

术后做好患者及其家属的健康教育，说明引流管的重要性，做好管道的自我护理。

（五）并发症观察

1. 感染

注意观察创面及伤口，如出现红肿，皮温较健侧稍高，患者主诉疼痛明显，同时伴有发热全身不适等，应及时报告医生。

2. 出血

术后密切观察出血征象、生命体征变化、伤口敷料是否有渗出、引流液的颜色及量，发现异常时应及时报告医生。

五、拔管

（一）指征

24 h 引流量小于 50 mL 即可拔管，常规术后 24～48 h 后拔管。

（二）拔管后观察及护理

拔管后观察引流口周围的皮肤有无出血、感染等，伤口的生长情况，敷料潮湿及时更换。

六、非计划拔管应急处理

引流管部分脱出不可以将其回插，应立即用无菌敷料覆盖伤口，报告并协助医生处理。如全部脱出，处理同拔管后观察及护理。

第二节　颈部术后伤口负压引流管护理

面颈部是人体血管和淋巴管分布最密集的部位，口腔颌面颈部各类手术切口创面较大，术后切口渗血、渗液较多。伤口负压引流管是口腔颌面颈部术后常用引流管，可将人体组织间或体腔中积聚的脓、血、液体引流至体外，防止术后感染，促进切口愈合。

一、适应证

口腔颌面头颈部各类手术切口，术区存在无效腔、渗血情况，应常规放置引流管，如口腔颌面部间隙感染、颌面部创伤、口腔颌面及头颈部良恶性肿瘤等。

二、置管目的

术后切口内放置引流管，及时引流切口内积血、积液，可消除无效腔，预防感染,促进切口愈合。

三、置入方法

(一) 选择管道

(1) 型号:选用 8、10、12 号引流管。

(2) 材质:硅胶材质。

(二) 选择容器

200 mL 硅胶负压引流球或 1500 mL 引流袋。

(三) 置入步骤

(1) 关闭创腔前,常规手术使用 0.9% 氯化钠冲洗创腔,口腔恶性肿瘤手术使用蒸馏水冲洗创腔,待无活动性出血后,根据创腔实际大小选取合适的引流管。

(2) 将有孔一头放于颌颈部、颏部等部位,安置在平卧位低位处,确保血管、神经以及吻合口处不受压迫。

(3) 引流口处皮肤用引导针固定引流管,检查引流球负压情况,缝合切口,反折引流管,将负压引流管与引流球妥善连接,再将反折处松开即可进行负压引流,做好敷料加压包扎和固定。

(4) 返回病房后,如需更换中心负压持续吸引,可使用血管钳夹闭引流管口,接中心负压装置,压力维持在 40~60 kPa 之间,松开血管钳,保持通畅并妥善固定。如图 10-2 所示。

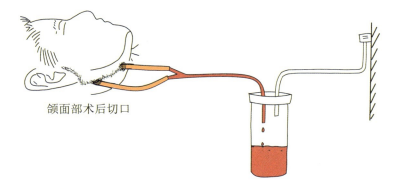

颌面部术后切口

图 10-2 口腔颌面颈部术后伤口负压引流管示意图

四、护理要点

(一)体位

全麻手术完全清醒后 2 h,无头痛、恶心、呕吐现象,血压平稳后可摇高床头,腮腺及颌下腺手术一般给予抬高床头 30°～60°的半卧位,头颈部术区适当制动。口腔恶性肿瘤皮瓣转移修复术后,头颈部两侧使用盐袋局部固定制动,1～5 天取平卧位,后 5～7 天,给予抬高床头 15°～30°的半卧位。

(二)引流装置放置

正确连接负压引流装置,检查是否漏气,并妥善固定,引流瓶应低于引流出口至少 20 cm,根据患者的体位变化,及时调整引流瓶的位置。引流瓶内的引流液不应超过引流瓶的 2/3,以免引流液倒流,引起逆行感染。定时观察引流液的颜色、性质、量,并准确记录。

(三)固定

引流管穿出皮肤处缝线 1～2 针固定,过紧会影响引流,过松则容易脱出。躁动不安的患者使用约束带约束四肢,防止拉脱引流管。

(四)观察及护理

1.观察引流液颜色性状

正常为不凝的暗红色液体,色泽逐渐变成淡红色,最终变为淡黄色或者清亮色。异常情况可为引流液突然增多,且为鲜红色。颈部淋巴结清扫术后 48～72 h,颈部引流液不减少或者突然增多,为灰白色或者乳白色液体,需考虑为乳糜漏。观察引流液的颜色、性状并准确记录引流液量,如有异常,遵医嘱进行再次手术前准备。怀疑有感染者,根据化验结果遵医嘱给予抗生素治疗。

2.观察引流速度及量

正常情况下,24 h 引流量应<250 mL,若 24 h 引流量>250 mL,或者速度≥100 mL/h,引流量突然增加,应考虑活动性出血,立即汇报值班医生,并积极查找病因,严密观察引流液的量,密切观察患者意识以及生命体征的变化,备好抢救药品,做好抢救的准备。如有需要,协助医生做好再次手术的准备。

3.观察引流管通畅情况

保持有效引流,无脱管、受压、扭曲、折叠,引流管内无血凝块阻塞。如出现漏气,积极查找引流管道及装置密闭性丧失的原因,并配合医生做好相应的处理。引流管道或装置折叠、受压时,立即调整患者体位,解除折叠或受压问题,定期挤压引流管,保持管道通畅,防止堵塞。发现引流不畅时,应先检查引流管是否通畅。若不畅,先行挤压,挤压无效时,通知医生进行处理,必要时协助医生重新置管。

观察术区皮瓣与深层组织贴合良好,无积血、积液。伤口有明显肿胀或血肿,提示伤口内可能有活动性出血或较大面积渗血、渗液,或引流管内有血凝块阻塞,应及时报告医生。

4. 观察切口情况

正常情况为术区缝线对位良好,无红肿及渗血渗液,敷料整洁干燥。若术区缝线裂开,或者切口有渗血、渗液,且持续增多,缝合处有红、肿、热、痛等炎症反应。应立即报告医生,配合医生进行伤口换药或者清创缝合处理,严密观察切口敷料以及伤口周围情况。

5. 健康教育

术后做好患者及其家属的健康教育,说明引流管的重要性,做好管道的自我护理。

(五) 并发症观察及护理

乳糜漏作为颈淋巴清扫术后并发症,一旦发生,对患者营养状况影响极大。乳糜漏患者做好饮食控制,改为低脂流质饮食或者禁食,必要时给予全肠外营养。做好患者心理护理,安抚患者情绪,并积极协助医生处理。

1. 乳糜液量＜500 mL/24 h 的处理

对于乳糜液量＜500 mL/24 h 的情况,采用非手术方法治疗。

(1)床头抬高 30°～45°,持续负压引流(40～60 Kpa),有效的引流持续半月左右,乳糜漏就可能转变成乳糜瘘,为封堵压迫等治疗创造条件。

(2)局部加压包扎,可以减少乳糜量。若乳糜量减少至 300 mL 以内,则压迫适当可能促进乳糜漏自闭。

2. 乳糜液量＞500 mL/24 h 的处理

对于乳糜液量＞500 mL/24 h 的情况,若行压迫可能加重淋巴管裂伤致乳糜漏加重,易造成更严重的后果,如形成假性淋巴囊肿甚至乳糜胸等,此时常需手术缝合将大漏变成小漏,再行其他处理。

(1)四环素液或碘仿等注射治疗。当乳糜漏的量为 300～500 mL,压迫治疗效果不佳时可反复局部注射 5～20 mL 四环素液或 5% 碘仿,造成局部化学性炎症,辅以压迫等措施可望治愈。但此法必须在充分引流下方可实施。

(2)给予静脉营养支持,减少肠道吸收量,从而减少乳糜漏的量,促进局部愈合。可适当使用药物进一步减少胃肠道的吸收。如患者出现胸前区压迫感、呼吸不畅、气促、脉快、面部发绀、休克等症状,应及时通知医生对症处理。

五、拔管

（一）指征

一般在术后 3～5 天，引流液＜20～30 mL/24 h，且引流液为淡血性或淡黄色液体时，即可拔管。若引流液为鲜红色或者乳白色，且引流量＞20 mL/24 h，应遵医嘱延长引流管留置时间；有活动性出血或者出现乳糜漏，应立即报告医生，遵医嘱给予相应的处理措施。

（二）拔管后观察及护理

引流管口周围皮肤及伤口生长良好，敷料清洁、无渗血及皮下气肿。如果引流管周围皮肤及伤口局部出现红、肿、热、痛等炎症反应或者局部出现肿胀等状况，及时汇报值班医生，遵医嘱以伤口换药或者清创缝合处理。及时做好患者和家属的健康宣教，告知患者勿触碰伤口；伤口轻度肿胀一般持续 7～10 天，如肿胀程度加重以及疼痛加剧，应及时通知医护人员进行处理。

六、非计划拔管应急处理

立即报告医生，协助患者取平卧位，安抚患者及家属，判断切口引流管滑脱程度并协助处理。处理后密切观察患者生命体征及病情变化，做好记录和交接班，上报护理不良事件。

（一）完全脱出

（1）用凡士林纱布覆盖伤口，观察伤口周围有无肿胀。
（2）监测患者生命体征，根据病情及医嘱判断是否重新置管。
（3）若需要重新置管，则协助医生置管。

（二）未完全脱出

（1）先稍作固定，判断引流管的位置及是否需要重新置管。
（2）若不需要重新置管，则协助医生拔管或者重新固定管道，观察病情。
（3）若需要重新置管，则协助医生置管。

第三节　乳腺手术引流管护理

乳腺手术引流管是供临床乳腺手术后，将术后创面组织间积血、积液引流至体外，防止术后感染、促进伤口愈合的一种导管，一般放置在胸壁及腋窝处。

一、适应证

乳腺疾病手术（如乳腺癌根治术）患者。

二、置管目的

（1）利用负压引流的作用，不断吸出创面中的渗血、渗液，使皮肤紧贴基底组织，减少皮下积血、积液，预防皮瓣的坏死和感染，促进伤口愈合。

（2）通过观察引流液的颜色、量、性状等，观察是否有切口出血、感染等并发症。

三、置入方法

常规术中放置，一般在胸前及腋窝处各放置一根引流管。如图 10-3 所示。

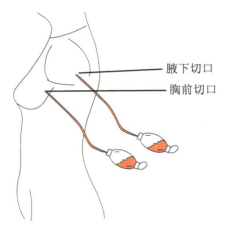

图 10-3　乳腺手术引流管示意图

腋下切口
胸前切口

四、护理要点

（一）体位

术后平卧 6 h，全麻清醒后可取半卧位，抬高患肢与胸齐平，肩关节内收肘关节屈曲置于胸前，患侧肩关节下垫一软枕。

（二）引流装置放置

要放置平稳，不要过度拉扯引流管以

避免脱落、出血,倾倒引流液时用血管钳夹闭引流管前端,预防引流液逆行造成感染,并注意保持有效负压引流,防止皮下积液及皮瓣坏死。

(三) 观察及护理

1. 观察引流液颜色、性质及量

术后引流液颜色一般由淡血性逐渐呈淡黄色,量逐渐减少,若引流液呈鲜红色且伴有血凝块,可考虑有活动性出血;若出现引流液颜色如脓性分泌物,考虑感染,应及时报告医生并处理。

2. 妥善固定引流管

将引流管固定于上衣下缘,避免牵拉拽、扭曲扭折等。

3. 保持引流管通畅

定时挤压引流管,防止堵塞;避免引流管受压、扭曲,折转成角,引流球保持有效负压状态。负压吸引的压力大小需适宜,若引流液超过引流球 1/2～2/3,需及时倾倒引流液。

4. 观察引流管出口皮肤及伤口情况

敷料有无渗液、渗血及局部红、肿、热、痛等现象。引流管口周围敷料定时更换,换药时严格执行无菌操作。

5. 健康教育

术后做好患者及其家属的健康教育,说明引流管的重要性,做好管道的自我护理。

6. 带管出院指导

保持有效负压,引流管通畅,避免受压、扭曲扭折等,并予妥善固定以防管道滑脱。在带管期间,每日倾倒引流液并予准确记录,一般情况下连续三天引流液<10～15 mL 时,可复诊,医生会根据具体情况考虑拔管。若引流液颜色发生异常,应及时就医。

(四) 并发症观察及护理

1. 出血

常见于术中止血不彻底、缝线脱落、体位改变或剧烈咳嗽后等。术后观察引流液的颜色、性状和量。术后 1～2 日,每日引流血性液体 50～200 mL,以后颜色逐渐变淡、减少。每小时引流量超过 100 mL 提示有活动性出血,应立即报告医生及时处理。

2. 感染

常见于腋窝积液持续时间过长或反复引流不畅等。保持引流通畅;保持患侧

皮肤清洁;不易在患肢手臂进行有创性的操作,如抽血、注射或输液等;避免长时间接触有刺激性的洗涤液;衣着、佩饰等要宽松。

3. 皮下积液

主要为皮下渗液引流受阻导致。术后手术部位用弹力绷带加压包扎,沙袋压迫 24 h,使皮瓣紧贴胸壁,防止积液积气;保持引流管通畅,定时挤压引流管,防止堵塞,适时拔除。

4. 患肢水肿

由于术后上肢的淋巴及血液回流受障碍,引起患肢的水肿。患侧上肢周径比对侧上肢周径长<3 cm 为轻度水肿,3～5 cm 为中度水肿,>5 cm 为重度水肿。避免患肢近端受压,避免紧身衣、测量血压;患侧卧位抬高患肢,平卧时患肢下方垫枕抬高 10°～15°,肘关节轻度屈曲,半卧位时屈肘 90°放于胸腹部,下床活动时用吊带托或用健侧手将患肢抬高于胸前,需要他人扶持时只能扶健侧;避免患肢下垂过久,向心性按摩患侧上肢,或进行握拳、屈肘、伸肘和缓慢渐进的举重训练等,促进淋巴回流;深呼吸运动改变胸膜腔内压,并引起膈肌和肋间肌的运动,从而持续增加胸腹腔内的淋巴回流;肢体肿胀严重者,用弹力绷带包扎以促进淋巴回流;术后 4 周内避免患肢负重。

五、拔管

(一)指征

若引流液转为淡黄色,局部无积血、积液,连续 3 日每日量少于 10～15 mL,创面与皮肤紧贴,手指按压伤口周围皮肤无空虚感,即可考虑拔管。

(二)拔管后观察及护理

拔除引流管后,少数人还会有积液产生,少量积液可用针筒吸出并做局部加压包扎,积液较多时需再次引流,经处理后伤口会自然愈合。

六、非计划拔管应急处理

引流管部分脱出不可以将其回插,应立即用无菌敷料覆盖伤口,报告并协助医生根据情况必要时予重新留置引流管。如全部脱出,处理同拔管后观察及护理。出院患者应立即就医处理。

第四节　负压封闭引流管护理

负压封闭引流技术(Vacuum Sealing Drainage,VSD)是指用内含有引流管的聚乙烯酒精水化海藻盐泡沫敷料辅料,来填塞机体皮肤或软组织缺损、感染、坏死后形成的创面和腔隙,再用生物半透膜对之进行封闭,使其成为一个密闭空间,最后把引流管与负压源连接,使整个与VSD辅料相连接的创面处于一个全表面封闭负压引流状态的一种全新的治疗方法。

一、适应证

(1)严重软组织挫裂伤及软组织缺损。
(2)大的血肿或积液。
(3)开放性骨折。
(4)骨筋膜室综合征。
(5)挤压伤和挤压综合征。
(6)急慢性骨髓炎需开窗引流者。
(7)急慢性感染创面。
(8)撕脱伤和植皮术。
(9)爆炸伤、烧伤创面。
(10)糖尿病足、压力性损伤等。
(11)体表脓肿和化脓性感染。

二、禁忌证

(1)各类活动性出血创面。
(2)正处于抗凝阶段或者凝血功能异常。
(3)恶性肿瘤患者。
(4)气性坏疽、厌氧菌感染慎用。

三、置管目的

全方位引流,促进软组织缺损、感染、坏死后形成的创面和腔隙内的渗液、坏死组织及时排出体外,减少毒性产物的吸收;半透膜的密封,将开放创面变为闭合创面,隔绝创面与外环境之间的感染机会;负压作用使局部血液循环加速,刺激组织新生,加快创面的肉芽组织均匀整齐地生长,缩短病程。

四、置入方法

(1) 清除创面的坏死组织和异物,分离其内纤维分隔,敞开无效腔。

(2) 按创面大小和形状修剪医用泡沫材料。

(3) 置管:用专用引针或血管钳在修剪好的材料内钻孔,引入引流管的多孔段,务必使引流管的端孔及所有侧孔完全被材料包裹,以防引流管堵塞。每根引流管周围的材料不宜超过 2 cm,即 4～5 cm 宽的材料块中必须有一根引流管。

(4) 填充和封闭:把带有引流管的材料填入创面内,确保材料与需要引流的创面充分接触。引流管可以从创口直接引出,也可以从周围正常组织另戳孔引出。擦干创面周围皮肤,用薄膜粘贴密封整个创面。

(5) 将引流管接通负压装置,开放负压。如果引流管较多,可使用三通接头将多根引流管串接至 1～2 个负压装置。

(6) 负压维持时间:

① 一次负压密封引流可维持有效引流 5～7 天。

② 对于组织床血供较差、伤口较大的创口,如手部、足部应行 VSD 1～2 次,时间应在 7～15 天。

③ 对于大部分骨外露、肌腱外露、内植物外露,考虑到周围肉芽爬行速度,一般行 VSD 3～4 次,时间达 15～30 天。

④ 对污染较严重的创面,如爆破伤、散弹枪击伤等,一般行 VSD 2～3 次,时间可能长达 10～20 天。

⑤ 植皮后 VSD 法加压打包,负压状态需要维持 12～15 天。

VSD 引流管如图 10-4 所示。

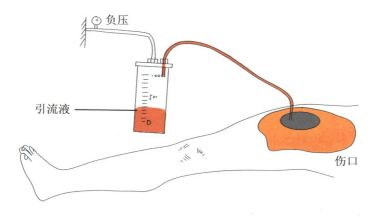

图 10-4　VSD 引流管示意图

五、护理要点

（一）体位

对于骨科应用 VSD 的患者，应使用软枕抬高患肢，使其高于心脏水平，并使患肢保持功能位，以利于静脉血液回流，减轻肢体肿胀。对易受压的部位行 VSD 时，应用软枕垫圈等将该部位垫高，防止引流管受压。

（二）引流装置放置

负压瓶位置低于创面位置。

（三）观察及护理

1. 术前准备

多毛部位皮肤需备皮，以利于术后生物半透膜的紧密粘贴，防止皮肤毛孔内的细菌繁殖引起感染。应在患者回病房前备好负压装置，防止血液凝固堵塞引流管。

2. 术后病情观察

观察生命体征变化，观察伤口及创缘皮肤情况。

3. 封闭持续负压的观察与护理

保持创面持续有效的负压是引流及治疗成功的关键。确保压力合适，负压维持在 −125～−450 mmHg，使 VSD 敷料呈塌陷状态；确保各管道通畅、紧密连接，并妥善固定引流管。引流不畅可用 20 mL 注射器向外抽吸或用 0.9%生理盐水 10～20 mL 冲洗管道，必要时予更换引流管。注意观察引流液及掌握引流瓶的处理。

引流液常规每 4 h 倾倒一次,并记录量、颜色、性质;引流瓶每天常规更换,更换前应阻断压力,夹闭近端引流管,并严格执行无菌操作。

4. 健康教育

术后做好患者及其家属的健康教育,说明引流管的重要性,做好管道的自我护理。指导功能锻炼,循序渐进进行关节主、被动活动,主要的锻炼方法是进行肌肉的等张收缩运动、远端关节的屈伸等,可有效地防止关节僵硬、肌肉萎缩等并发症的发生。

(四) 异常情况、并发症观察及护理

1. 创面填充辅料干结变硬

辅料干结变硬会导致引流效果差。使用期间应加强巡视、观察、触摸创面填充辅料,及时发现辅料干结变硬。辅料干结变硬可由密封不严、漏气导致辅料脱醇或创面渗液被吸净后所致,处理时,必须在确保无菌的情况下从引流管中缓慢逆行注入适量生理盐水,浸泡辅料后使其重新变软,然后再次接通负压。若引流管中已无引流物持续流动,封闭半透膜也无鼓胀,此时可以不做处理,一般不会影响 VSD 治疗的效果。

2. 腔隙填塞时填充辅料残留

创面敷料填充后需要更换或停止使用,需小心取出全部填充辅料,避免残留。在辅料填充时,建议勿将其修剪成小块碎片填充到伤口缝隙中。对于创口小、潜行腔隙大或窦道较深的部位要认真检查,避免因牵拉等原因导致小块辅料遗留在创腔内,影响愈合。

3. 出血

引流管内有大量新鲜血液引出时,应立即停止负压,仔细检查创面内是否有活动性出血,止血后再使用负压引流。为了避免出血的发生,术中应在保证清创效果的前提下,尽量减少手术创伤,彻底止血,尽量减少创面渗血。术后避免使用抗凝血药物。

4. 感染

创面消毒不彻底,无菌操作不严格,均有可能导致感染。表现为敷料内有少许坏死组织的渗液残留,甚至出现黄绿色、灰褐色等污点,有时甚至会透过半透膜散发出臭味。如出现以上症状则需要重新消毒,更换新的引流系统。

5. 皮肤过敏

创面周围皮肤出现红肿、水泡,提示对生物半透膜过敏,应及时停用。

六、拔管

(一) 指征

一般负压引流装置使用5～7天，如达到使用期限、负压装置失效或24 h引流液少于10 mL，可通知医生去除负压引流装置，之后可根据治疗需要更换负压引流装置或按照一般伤口给予换药。

(二) 拔管后观察及护理

去除后观察伤口有无出血渗液以及伤口的生长、感染等情况，敷料潮湿及时更换。

第十一章 血管通路管道护理

第一节 外周静脉留置针护理

外周静脉留置针又称套管针,由生物相容性好的硅胶等材料制成,具有套管柔软、容易固定、操作方便等特点,可用于静脉输液输血,也可用于动脉采血等,能有效地减轻患者的痛苦,有利于临床治疗和抢救,同时减轻了护士的工作量,作为一类新型外周静脉通路被广泛应用于临床。

一、适应证

(1)输液时间<6天,输液量较多的患者。
(2)需按时静脉注射药物者。
(3)儿童、老年患者、躁动者。
(4)需要静脉输注血制品的患者。
(5)连续多次采集血标本的患者。

二、禁忌证

(1)血管脆性较大者。
(2)持续刺激性药物、发泡剂药物、pH 值<5 或>9 的液体或药物,渗透压>900 mOsm/L 的液体或药物输入。

三、置管目的

(1) 建立静脉通路,便于给药与抢救。

(2) 保护血管,避免重复穿刺给患者带来痛苦。

(3) 减轻患者疼痛,减轻护理人员工作量。

(4) 便于多次采集血标本。

四、置入方法

(一) 穿刺前准备

(1) 选择血管:应选择柔软而富有弹性且行走较直的静脉,穿刺部位近端附近无静脉瓣。

(2) 选择静脉留置针:原则上是在满足治疗需要的情况下,尽量选择最细、最短的导管,同时应考虑患者的年龄、静脉局部条件、输液的目的和种类、治疗时间和患者活动需要。

(二) 穿刺置管步骤

(1) 局部清洁,穿刺点用 0.5% 安多福或碘伏顺时针、逆时针旋转摩擦消毒。

(2) 检查产品包装有效期。

(3) 打开留置针包装,去除针套,检查完好性,生理盐水预充导管。

(4) 左右旋转松动外套管,以消除套管与针芯的粘连。

(5) 左手绷紧皮肤,右手拇指与示指捏住留置针的针柄,15°～30°进针。

(6) 见回血后,降低穿刺角度并同时将穿刺针沿静脉走向推进少许,保证外套管在静脉内。

(7) 右手将针芯缓慢拔出,同时左手将套管缓慢推进静脉内。

(8) 松开止血带,左手拇指固定留置针防止滑脱,用无菌透明敷料无张力固定留置针。

(9) 记录穿刺日期时间及穿刺者姓名,连接输液器输液。

(10) 定时观察留置针部位及输液情况。如图 11-1 所示。

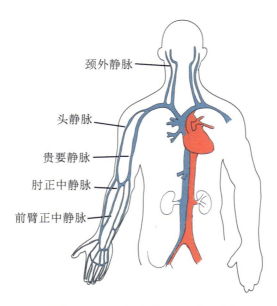

图 11-1　外周静脉穿刺血管示意图

五、护理要点

（一）健康指导

预先对患者及其家属说明静脉留置针的目的、意义、注意事项以及常见并发症和预防方法，取得患者信任，积极配合。置管期间指导患者避免碰撞或用手按揉置管局部，避免穿刺侧手臂剧烈运动及过度用力，注意保持穿刺部位干燥、清洁，预防血肿、堵管、液体渗漏等并发症。

（二）穿刺部位的评估

选用健康、粗直、富有弹性、血流丰富、无静脉瓣的静脉。尽量避免选择下肢静脉，不宜选择靠近神经、韧带、关节部位的静脉。成人首选前臂静脉。病情危重、长期大量输液或完全胃肠外营养者，则可选用外周穿刺中心静脉置管术（PICC）。婴幼儿宜选择手部、前臂以及腋窝以下的上臂部位静脉，易于固定，可延长留置时间。老年患者血管弹性差，脆性大，抗化学性、机械性损伤能力下降，故留置套管针时，应尽可能选择直径大于 3 mm 的血管；烧伤患者选择痂下静脉行留置针穿刺；长期卧床的患者，尽量避免在下肢远端使用静脉留置针，且留置时间不宜过长，以防静脉血栓的形成。

（三）穿刺技术要求

严格掌握静脉留置针的应用范围，根据患者的具体情况选择合适的穿刺部位和留置针型号，熟练掌握穿刺技术，穿刺时动作轻巧、稳准。依据不同的血管情况，把握好进针角度，提高一次性穿刺成功率。对输液部位的肢体进行适当保暖，以有效防止血管痉挛。

（四）严格无菌操作

局部消毒可选用浓度>0.5%的葡萄糖酸氯己定乙醇溶液（年龄<2个月应慎用）、有效碘浓度不低于0.5%的碘伏或2%碘酊＋酒精溶液依次消毒穿刺局部皮肤。静脉留置针穿刺时消毒直径>8 cm，至少消毒2次。穿刺成功后用无菌透明敷料无张力固定。当敷料卷边或被污染时应及时更换，以防止细菌性静脉炎发生。连续输液者应每日更换输液器1次，输液接头至少每周更换1次。

（五）正确输入药物

当输入刺激性较强的药物或输液量较大时，应选择粗大静脉。从远端肢体输液时，应根据输注液体种类适当减慢输液速度。合理安排输液计划，减少对血管的损伤。输入高营养液后应彻底冲洗管道，且每次输液完毕，要根据患者的具体情况选择合适的封管液和用量进行正压封管。每次重新给药或输液不畅时，不可用力挤压输液管，因该操作有可能将套管针内的血凝块挤入血管内而发生血管栓塞或静脉炎。

（六）并发症的观察

1. 皮下血肿

由于护理人员在操作时技术不熟练，在同一部位反复穿刺或针管固定不牢等因素而导致留置针穿破血管壁形成皮下血肿。护士应熟练掌握穿刺技术，穿刺前应选择血管弹性好、走向直、避开关节等处的血管。根据不同的血管情况，把握好进针角度，尽量提高一次穿刺成功率，避免血肿的发生。如出现血肿应立即更换注射部位，早期血肿部位局部按压后给予冷敷，48 h后可用硫酸镁溶液湿敷，若血肿过大难以吸收，可消毒后用注射器抽吸血液。

2. 液体渗漏

渗出（Infiltration）和外渗（Extravasation）两者是有区别的。对此，美国静脉输液护理学会给出了两者的定义：渗出是指由于输液管理疏忽造成的非腐蚀性的药物或溶液进入周围组织，而不是进入正常的血管通路，其治疗一般采取局部冷敷，不主张抬高患肢，而是让患者自己选择最舒适的体位；外渗是指由于输液管理疏忽造成的腐蚀性的药物或溶液进入周围组织，而不是进入正常的血管通路。

由于选择血管不当、进针角度过小、固定不牢、患者躁动、外套管未完全送入血管内或套管与血管壁接触面积过大、药物浓度过高或药物本身的理化因素等均可导致液体渗漏。一旦证实外渗，护士需要立即连接空针尽可能抽吸导管内及组织内残留的外渗液体，然后根据外渗液体的性质局部注射解毒剂：普通无刺激药液渗漏时可热敷或抬高患肢。化学性药物外渗可抬高患肢，根据药物性质选择局部冷敷或热敷，必要时遵医嘱用利多卡因等局部封闭。

3. 导管堵塞

造成导管堵塞的原因较为复杂，通常与静脉输入高营养液后对导管冲洗不彻底，封管所用液体的种类、用量、封管方法不佳，患者凝血机制异常，血管痉挛等有关。输液完毕，可选用生理盐水或肝素液脉冲式正压冲封管，在导管内造成小漩涡，将导管冲洗干净。

4. 静脉炎

根据美国静脉输液护理协会（INS）2016 年的《输液治疗实践标准》，静脉炎分级标准为：

0 级：没有症状。

1 级：输液部位发红伴有或不伴有疼痛。

2 级：输液部位疼痛伴有发红和（或）水肿。

3 级：输液部位疼痛伴有发红和（或）水肿，条索状物形成，可触摸到条索状的静脉。

4 级：输液部位疼痛伴有发红和（或）水肿，条索状物形成，可触摸到条索状物长度＞2.5 cm，有脓液渗出。

静脉炎是静脉留置针最常见且较为严重的并发症，发生率 2%～26%，静脉炎的发生与输液种类、套管针穿刺部位、操作技术均有关。包括感染性、化学性、机械性、血栓性静脉炎。感染性静脉炎多为无菌操作不严格引起，化学性静脉炎与静脉输注高渗性和刺激性较强的药物有关。高分子、高浓度液体的输入会引起局部血流速度减慢、血管扩张、血管壁通透性增加，白细胞浸润并发生炎症反应。此外，输液量与静脉炎的发生也有关，不间断输液量超过 1500 mL 时患者静脉炎的发生率明显高于输液量少于 1000 mL 者。对于 1 级以下的静脉炎，停止输液后多可好转，也可拔除留置针；2 级以上静脉炎，必需拔除留置针，并予对症治疗。

5. 静脉血栓

久病卧床的患者静脉血流缓慢，下肢静脉血栓发生率比上肢静脉高 3 倍。反复多次在同一部位进行静脉留置针穿刺，导致血管壁损伤，也是血栓形成的诱因。护理人员应避免在同一部位反复穿刺，尽可能首选上肢粗、直静脉，同时嘱咐患者适度活动。

第二节　中长静脉导管护理

中线导管（Midline）指外周静脉置入的中等长度导管，导管长度 20～30 cm，从肘窝处上下两横指常规穿刺或采用超声引导技术从上臂置入贵要静脉、头静脉或肱静脉内，导管尖端位于腋静脉胸段或可到达锁骨下静脉。

长外周导管（Mini-midline）又称迷你中线，导管长度 8～10 cm，用常规穿刺技术放置在前臂或手的浅静脉，或采用超声引导技术放在上臂中段深静脉，其尖端不超出腋窝。

一、适应证

（1）预计治疗时间 1～4 周的患者。

（2）持续输注等渗或接近等渗的药物。

（3）短期静脉注射万古霉素的患者（少于 6 天的治疗）。

（4）需持续镇静与镇痛的患者。

（5）间歇性或短期输注高渗透压、腐蚀性药物等（因存在未被检测的外渗风险，需谨慎）。

二、禁忌证

（1）避免持续输注发疱剂药物治疗。

（2）导管尖端未达腋静脉胸段或锁骨下静脉的情况下，不适宜用于胃肠养、渗透压大于 900 mOsm/L 的补液治疗。

（3）有血栓、高凝状态病史、四肢的静脉血流降低（如淋巴水肿，矫形及神经系统病征等）。

（4）终末期肾病需要静脉保护时。

（5）乳腺手术清扫腋窝淋巴结、淋巴水肿的患者。

（6）拟穿刺肢体部位有疼痛、感染、血管受损（如瘀紫、渗出、静脉炎、硬化等）、计划手术或放疗的区域均不宜置管。

三、置管目的

（1）能快速建立中长期留置导管，便于给药与抢救。
（2）保护血管，减少并发症，提高治疗和护理安全性。
（3）留置时间长，避免重复穿刺给患者带来痛苦。
（4）预防纠正水、电解质和酸碱失衡，补充循环血量，供给营养物质。

四、置入方法

（一）血管的选择

选择粗直、弹性好、无静脉瓣、易于固定、活动方便的血管。一般选用贵要静脉、肘正中静脉、头静脉。如图 11-2 所示。

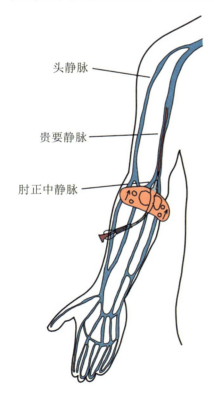

头静脉

贵要静脉

肘正中静脉

图 11-2　中长导管穿刺血管示意图

（二）患者准备

使用导管前向患者及其家属做好解释工作，介绍中长静脉导管的优缺点，使其了解、认识中长静脉导管及其留置的必要性，以取得配合。

（三）物品准备

中长静脉导管、无菌透明敷贴、肝素帽、20 mL 注射器、生理盐水、无菌包 1 个（内放治疗巾 2 块、无菌纱布 2 块、棉球、镊子等）、无菌手套 1 副，其余用物同静脉输液。

（四）穿刺部位准备

穿刺者洗手、戴手套；视情况清洗穿刺部位的皮肤；穿刺部位铺无菌治疗巾；使用乙醇和碘伏，以穿刺点为中心，上下直径 20 cm，两侧至臂缘，采用擦拭法消毒，自然待干。

（五）置管长度评估

测量从预穿刺点到尖端位置的长度，并做好记录。利用体表测量有 3 种方法：

（1）从预穿刺点沿静脉走向至腋窝水平。

（2）从预穿刺点沿静脉走向至同侧锁骨中线。

（3）从预穿刺点沿静脉走向至同侧胸锁骨关节减 2 cm。

（六）操作方法

患者取平卧位，手臂外展，选择静脉，消毒，扎压脉带，以 15°～30°进针，见回血后即降低角度为 5°～15°，再进针 0.2 cm，推进导鞘，确保导鞘进入静脉，松压脉带，从导鞘中退出穿刺针；导管送入静脉，送入导管 10 cm 左右，指压导入鞘上端静脉以固定导管，退出导入鞘，使其远离穿刺部位，撕裂并移出导入鞘；递送导管，直至导管完全送入；握住导丝柄，撤出导丝，回抽血液，以确定导管在静脉内，再用生理盐水以脉冲方式冲管，连接输液接头；在穿刺点处垫纱布，将体外导管自然弯曲，贴 3 M 透明贴膜（10 cm×12 cm），然后用胶布以蝶形交叉固定输液接头。

（七）导管固定

长导管一旦穿刺成功，需对导管进行恰当的固定，以预防在肢体移动时导致机械性静脉炎、导管移位或损伤。固定技术要求不影响对穿刺部位的评估和监测，不影响血液循环或药物治疗。常用的固定导管方法有缝合、无菌胶布固定和专业装置固定。导管固定后，在穿刺点覆盖 1 块小纱布，再贴上无菌半透膜，24 h 后更换敷料，之后如果穿刺点没有血液或其他分泌物渗出，即不再用纱布覆盖，敷料每周更换一次。

五、护理要点

（一）合理选择静脉穿刺部位

选择静脉穿刺部位时，不可选取肢体弯曲处。使用外周静脉导管的一侧上肢，不应使用血压袖带和止血带。

（二）穿刺部位准备

消毒穿刺部位后行血管穿刺。穿刺部位护理即观察皮肤-导管连接部分情况以及周围组织变化情况。并对护理效果进行记录。

（三）导管固定

采取最适合患者的方式进行固定。为确保导管的完整性需对其进行良好固定，同时对导管移位或脱出等情况的发生具有良好的预防作用。为保证对患者穿刺部位做出正确评估，同时不影响患者血液循环或药物治疗，固定导管时需遵循无菌技术原则进行操作。在输液工具上覆盖无菌敷料，并在规定周期内及时进行更换,及早发现不完整的敷料并进行更换。每日注意观察导管与皮肤两者之间的连接情况,触摸敷料检查是否存在触痛感。敷料上需对日期和时间等基础信息进行明确标注。

(四) 并发症观察及护理

1. 静脉炎

主要是由于反复穿刺及对血管壁的损伤、药物刺激和导管在血管内活动引起静脉炎的发生。可以发生在置管后任何时间,通常会发生在置管后1周左右。《血管导管相关感染预防与控制指南》(2021 版)关于预防血管导管相关感染的策略中指出中等长度导管与外周静脉留置针相比,静脉炎发生率降低。

2. 血管导管相关感染

是指留置血管导管期间及拔除血管导管后 48 h 内发生的原发性、且与其他部位感染无关的感染,包括血管导管相关局部感染和血流感染。患者局部感染时出现红、肿、热、痛、渗出等炎症表现,血流感染除局部表现外还会出现发热(>38 ℃)、寒战或低血压等全身感染表现。血流感染实验室微生物学检查结果显示外周静脉血培养细菌或真菌阳性,或者从导管尖端和外周血培养出相同种类、相同药敏结果的致病菌。

3. 静脉血栓

由于穿刺对血管的损伤及置入导管后导致血流缓慢,增加了患者发生血栓的危险性,临床可根据患者具体情况确定导管的留置长度,以降低血栓的发生。

4. 导管堵塞

由于导管内的药物残留、血栓形成等导致管道堵塞,护理人员正确使用冲管和封管技术可以减少堵管的发生。

5. 导管脱出

换药时,操作者需将导管末端固定,并沿导管方向自下向上去除贴膜,测量体外导管长度,换药后做好导管固定工作。同时建议患者应尽量避免置管侧肢体大范围活动,以免将导管带出。

6. 局部渗血

由于导管直径小于穿刺针的直径,在盲穿情况下,易导致穿刺创面大,渗血较多,可采取穿刺后指压法压迫局部 20 min 左右,止血效果良好。

7. 神经损伤

常见发生神经损伤的静脉穿刺部位:肘窝部位或上方的正中神经和骨间前神经;肘窝和前臂内侧皮神经;锁骨下和颈部的臂丛神经。导管留置时发生神经损伤的症状和体征:刺痛、电击痛、灼烧感、麻木;锁骨下或颈内静脉置管时会发生呼吸困难、眼部变化(如瞳孔缩小、上睑下垂)、肩颈疼痛、膈神经受损引起的呃逆。预防神经损伤应使用超声引导置管技术减少穿刺次数。护理人员应认知风险大的静脉穿刺部位，尽量避免神经损伤，鉴别相应症状和体征的出现。在导管留置过程中，患者发生上述症状和体征时应高度警惕神经损伤，应立即停止置入并谨慎拔除导管。导管留置和留置期间内，发生感觉异常类型的疼痛应立即拔除血管通路装置。监测患者神经与血管状态，若症状逐渐加重应报告医生并给予相应处理。做好护理记录，并上报护理不良事件。

六、拔管

(一)指征

(1)中等长度导管推荐留置时间1～4周，或遵照产品使用说明书。

(2)应每日对保留导管的必要性进行评估，不需要时应尽早拔除。

(3)如果在导管置入时或留置期间疑有神经损伤(如感觉异常、麻木或麻刺感)或置入时误穿动脉，应立即拔除。

(4)如果在非最佳无菌条件(例如在紧急情况下)下置管，应在24 h内尽早拔除。如果需要继续输液治疗，可联系专业团队进行置管。

(二)方法及护理

拔管前，先移除敷料和固定装置，对导管出口清洁、消毒，再用纱布覆盖穿刺点，缓慢、平稳地拔出导管，过程应没有阻力，严禁用对抗大的阻力拉扯导管，以免导管断裂；如果确实有阻力存在，应停止拔管。导管完全拔出后用无菌纱布或棉球轻轻按压针眼。一旦出血，需要更换污染的纱布，重新消毒后更换敷料并保留24 h，24 h后评估穿刺点愈合情况，并观察局部出血等情况。

七、非计划拔管应急处理

部分脱出不可以将其回插，应立即用无菌敷料覆盖，报告并协助医生处理，予B超引导下重新评估导管末端位置，如仍满足治疗需要，可继续保留使用，如不满足要求需立即拔除。如完全滑脱，同拔管处理，并立即报告医生，检查导管是否完整，如有断裂，紧急行床边摄片，确定导管位置，协助进一步处理。

第三节　经外周静脉穿刺中心静脉置管护理

经外周静脉穿刺中心静脉置管(Peripherally Inserted Central Venous Cathe-ters，PICC)是指上肢贵要静脉、肘正中静脉、头静脉、肱静脉、颈外静脉穿刺置管，末端位于上腔静脉或下腔静脉的导管。

一、适应证

(1) 输入高渗性、发泡剂、刺激性的药物。

(2) 行胃肠外营养治疗。

(3) 需长期静脉输液。

(4) 需要使用压力或加压泵快速输液者。

(5) 需要反复输入血液制品。

二、禁忌证

(1) 患者身体条件不能承受置管操作。

(2) 已知或怀疑患者对导管所含成分过敏。

(3) 既往在预定置管部位有放射治疗史，皮肤有感染或损伤。

(4) 既往在预定置管部位有静脉炎和静脉血栓形成史、外伤史、血管外科手术史。

(5) 局部组织因素，影响导管稳定性或通畅者。

(6) 上腔静脉压迫综合征。

三、置管目的

(1) 有效保护静脉，减少静脉炎的发生，减轻患者的疼痛，提高患者的生命质量。

(2) 能够保护外周静脉，避免刺激性药物损伤外周静脉。

四、置入方法

推荐超声引导下肘上 PICC 置管术。协助患者取平卧位,选取患者左上臂肘窝上 2 横指处,即贵要静脉,使用无菌线阵探头对该部位扫描,显示屏显示高回声亮点后,探查血管走向、形状、位置、血管内膜等情况后,标记预备穿刺点和测量置管长度后消毒局部皮肤。将穿刺针的头部放在超声探头中线处固定器中固定,根据所需角度,在探头的监测下穿入静脉,见回血后停止进针;将导丝沿着穿刺针送入血管中,在局部皮下注射 2% 利卡多因 0.1 mL。采用钝性分离等方法顺着导丝扩张,沿导丝送入插管鞘,将导管置入。操作完毕,再次超声检查患者锁骨下静脉和侧颈部静脉情况、导管有无异位等,覆盖敷料固定,X 线确定导管头端位置。如图 11-3 所示。

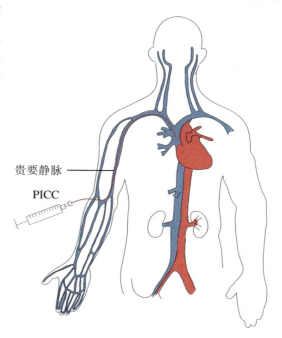

贵要静脉

PICC

图 11-3　PICC 置管血管示意图

PICC 导管中长导管的区别见表 11-1。

表 11-1　中长导管与 PICC 导管的区别

内容	PICC 导管	中长静脉导管
穿刺部位	贵要静脉,肘正中静脉,头静脉	贵要静脉,肘正中静脉,头静脉
导管长度	全长 65 cm,根据患者具体测量适合的长度	8 cm 至 30 cm 不等(根据临床需求)
穿刺方法	标准穿刺法/超声引导穿刺法	标准穿刺法/超声引导穿刺法
留置时间	7 天至 1 年	7 天至 28 天,或遵照说明书
尖端到达位置	中心静脉(上腔静脉下 1/3 处)	尖端位于腋静脉胸段或锁骨下静脉

五、护理要点

(一) 术后护理

(1) 保持穿刺部位皮肤的清洁干燥,根据需要予弹力绷带包扎。穿刺后第一个24 h更换敷料并测量臂围。以后每周常规更换敷料1次,敷料卷边、渗液或污染时,应及时更换。

(2) 更换敷料时严格遵守无菌技术操作,避免损伤导管。撕除敷料时,沿导管方向自下向上去除贴膜,以免导管移位。

(3) 注意观察穿刺部位及贴膜的情况和患者主诉,有无红肿、渗出,并及时处理。

(4) 输液完毕,生理盐水或肝素液($0\sim10$ U/mL)脉冲式正压封管。

(5) 连接输液装置前,用注射器先抽回血,看是否有血栓形成,之后再用生理盐水冲洗方可接输液器。

(6) 若连续24 h输液,每日更换输液器。输液接头可连续使用7天,有血液等立即更换。

(7) 为预防感染,操作时按照无菌技术要求。

(二) 并发症观察及护理

1. 导管堵塞

导管堵塞是PICC的主要并发症之一,可分为血栓性和非血栓性两种。前者是因为封管时机、方法不对等导致血液反流在管腔内凝集;后者由于型号选取不当,管径不适合,导管扭折扭曲,血液高凝状态,或是使用有配伍禁忌的药物所导致的导管堵塞。防止堵管要注意输入药物之间的配伍禁忌,可采用生理盐水脉冲式冲管。出现输液速度慢,用盐水脉冲式冲管无效时,可采用含5000 U/mL尿激酶的溶液以负压方式注入1 mL,保留20 min,导管畅通后弃去回抽液并及时予以足量生理盐水正压脉冲式冲封管。当输注脂肪乳、氨基酸、20%甘露醇等大分子药物时,过程中定期予生理盐水脉冲式冲管。

2. 导管破裂、断裂

导管破裂与置管时间久,术肢活动过度,封管时体位不对、用力过大以及固定角度不当等有关。导管断裂包括体外部分断裂、体内部分断裂和导管划破。导管断裂常见诱发原因包括没有预先冲洗导管、撤出导丝时划伤导管、固定不准确、换药不当、高压注射、镊子协助运送时损伤导管等。如体外部分断裂可在无菌操作下自断裂处剪断远端的导管,再重新接上连接器和输液接头,确定导管功能及尖端位置良好,可考虑继续使用;如断裂不能修剪恢复,应予以拔除。

3. 导管异位

导管异位多见于同侧或对侧颈内静脉,穿刺的血管若分叉多,管腔直径小易导致导管异位。此外,在置管过程中因为疼痛或紧张焦虑等因素会让患者不配合,这也增加了导管异位发生的概率。穿刺时使患者手臂外展,下颌靠近锁骨,该方法不但可以减小锁骨下静脉和颈内静脉的角度,还能压迫颈内静脉。当 PICC 导管异位于右心房时,经过 X 线测量后,在无菌操作下将导管撤出上腔静脉即可。

4. 导管移位、脱出

导管移位是指移动距离>0.5 cm,但未丧失功能。导管脱出是指因为意外移动或者脱出,致使导管不能使用。造成导管移位、脱出的原因包括外力牵扯、穿刺侧的肢体活动过度、输液接头连接不当、敷料潮湿松动等。因此,为有效避免导管移位、脱出,护理人员要妥善固定导管,使外露导管呈"S"形或自然弯曲,敷贴卷边或污染要及时正确更换,更换时沿导管方向自下向上去除贴膜,以免拉扯到导管。

5. 渗液

PICC 置管的化疗患者肝功能受损,自身白蛋白低,营养不良,皮下脂肪层薄,周围组织疏松等,组织液易渗出。护理人员应鼓励患者多做术肢握拳动作,遵医嘱输注血浆及白蛋白,穿刺前全面评估患者全身情况,加强换药避免渗液造成的伤害。

6. 渗血

穿刺点渗血主要因为:穿刺针头粗,损伤皮肤、部分化疗患者自身凝血功能差、穿刺后按压不足。穿刺后 24 h 内有少量血液渗出属于正常范围,渗血常表现为:穿刺 24 h 后还有血液渗出,且血量浸湿 1/2 块小纱布,或者穿刺 24 h 内浸湿 2 块及以上小纱布。应在置管 3 天内减少术肢活动,穿刺后局部加压包扎 30 min,以预防渗血。

7. 静脉炎

PICC 的静脉炎是置管中或置管后导管在血管中不断移动,损伤血管内膜导致的,多为机械性静脉炎,多发生在置管后 24～72 h。原因包括术肢活动多、刺激血管内膜、置入静脉血管解剖条件差、多次穿刺送管、导管过粗、穿刺技术不熟练等。护理人员应先评估血管情况,首选右侧贵要静脉,并由有资质的护士进行操作。置管动作宜轻柔,置管后嘱患者多做按摩、热敷等,可有效预防静脉炎发生。

8. 静脉血栓

深静脉血栓是 PICC 较严重的并发症之一,常常导致肺栓塞,有潜在的致命性。肿瘤患者本身血液黏稠度高，导管作为一种异物置入会使内膜损伤增加血栓形成的危险性。给予静脉血栓患者患肢抬高，禁止理疗和按摩。针对血液黏稠的患者可以选择细的导管，经超声检查确定血栓形成后，予溶栓治疗。置管后指导患者避免压迫术肢，指导术肢活动，如出现酸胀、疼痛不适要及时上报。护理人员每日做好导管护理，对比两侧肢体同一部位的皮肤颜色、温度，定时定位测量臂围，做好记录，正确冲封管，加强导管健康宣教，发放导管维护手册，预防血栓形成。

9. 导管相关性感染

局部感染临床上多表现为，穿刺点出现红肿热痛，伴有细菌性分泌物，面积在 2 cm×2 cm 内，主要和无菌消毒不合格、无菌操作不严格、敷贴消毒更换不及时以及患者免疫力低下有关。针对导管相关性感染预防，置管后 24 h 内严格无菌换药 1 次，以后每周 1 次，必要时予抗生素治疗、营养支持，提高患者免疫力。注意观察体温变化，若发现高热，应及时报告医生，必要时予以拔管，应同时予静脉血培养及导管尖端培养。

六、拔管

（一）指征

导管使用≥1 年；治疗不需要；导管的功能已经丧失，如堵管；位置存在异常；发生导管相关性感染等。

（二）方法及护理

拔管前，应将导管出口部位（如颈部、手臂）置于低于患者心脏水平，宜将患者置于头低仰卧位或仰卧位，先移除敷料和固定装置，对导管出口清洁、消毒，再用纱布覆盖穿刺点，在拔除导管的最后部分时进行 Valsalva 操作（深吸气后屏气，再用力做呼气动作），或在患者呼气末屏气状态下缓慢、平稳地拔出导管，过程中应没有阻力，严禁用对抗大的阻力拉扯导管，以免导管断裂；如果确实有阻力存在，应停止拔管，查找原因并处理。导管完全拔出后用无菌纱布或棉球轻轻按压针眼。拔管后检查导管完整性。一旦出血，需要更换污染的纱布，重新消毒后更换敷料并保留 24 h，24 h 后评估穿刺点愈合情况，并观察局部出血等情况。

七、非计划拔管应急处理

部分脱出不可以将其回插，应立即用无菌敷料覆盖，报告并协助医生处理，予

B超引导下重新评估导管末端位置,如仍满足治疗需要,可继续保留使用,如不满足要求需立即拔除。如完全滑脱,同拔管处理,并立即报告医生,检查导管是否完整,如有断裂,紧急行床边摄片,确定导管位置,协助进一步处理。

第四节　中心静脉导管护理

中心静脉导管(CVC)也称深静脉导管,是经皮穿刺,经锁骨下静脉、颈内静脉或股静脉,将导管插入上下腔静脉。

一、适应证

(1)需监测中心静脉压者。

(2)在低血容量休克、外周静脉塌陷时,需快速输血、补液者。

(3)输入高渗液体及对周围血管有强烈刺激性液体时。

(4)消耗性疾病,需行静脉高营养者。

(5)需反复采血标本做实验室检查者。

(6)心房心电图记录或放置心内起搏器者。

(7)心导管行冠状动脉造影。

(8)外周静脉穿刺困难。

二、禁忌证

(1)同侧颈内置管和起搏导线置管。

(2)穿刺部位静脉血栓。

(3)同侧动静脉造瘘管。

(4)穿刺部位的感染、蜂窝织炎。

(5)上腔静脉压迫综合征。

(6)凝血功能异常。

三、置管目的

（1）迅速开通大静脉通道。

（2）监测中心静脉的压力。

（3）静脉营养支持治疗。

（4）放置临时或永久性起搏器。

（5）静脉造影或经静脉的介入治疗。

四、置入方法

（一）锁骨下静脉置管方法

患者仰卧，两肩胛间及穿刺侧肩胛下放入软枕，告知患者头后仰并转向对侧。常规消毒、铺巾、戴手套，2%利多卡因局部麻醉。选择合适的穿刺针，连接装有肝素生理盐水的注射器备用。选择穿刺点，可经锁骨上途径或锁骨下途径进行穿刺。左手固定穿刺针，右手取下注射器，同时用左手拇指压住针柄，以防止空气进入。行锁骨下静脉穿刺时，进针点位于锁骨中、内 1/3 连接点锁骨下 2～3 cm 处，此点接近锁骨弯折向后成角处。在锁骨下第一肋骨上方缓慢进针，针尖朝向胸骨上切迹，一般进针与水平面约成15°。如图 11-4 所示。

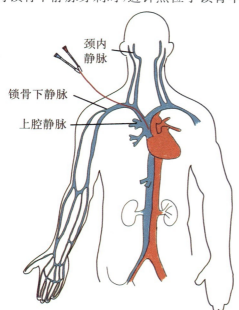

颈内静脉

锁骨下静脉

上腔静脉

图 11-4　CVC 置管血管示意图

（二）颈内静脉穿刺置管方法

颈内静脉穿刺一般首选右侧，因右侧颈内静脉从上至下汇入上腔静脉几乎呈直线，中间无大的分支，在头低位时成人颈内静脉直径可达 1.0～1.5 cm，右侧颈内静脉较左侧略粗并接近右心房，右侧胸膜顶低于左侧，且为避免损伤胸导管，临床上多选用右侧颈内静脉穿刺。

1. 胸锁乳突肌前路法

患者采取去枕平卧位，头颈呈正

中位或稍偏向左侧,头低 $10°\sim15°$。常规碘酊消毒,乙醇脱碘消毒 3 遍,铺无菌单,戴无菌手套。于环状软骨至右侧胸锁乳突肌内缘划一直线,操作者用左手示指在该线近胸锁乳突肌内缘处触到颈动脉搏动,以颈动脉搏动最明显处作为穿刺参考点,从该点向右侧旁开 $0.5\sim1.0\,\mathrm{cm}$ 作为穿刺点,穿刺针与皮肤呈 $30°\sim40°$,针尖指向同侧乳头或锁骨中内 $1/3$ 交界处进针。同时,回抽注射器形成负压,一旦抽吸到血液,表示针尖已达颈内静脉。若进针已达 $2\,\mathrm{cm}$ 左右还未抽吸到血液,应停止继续进针,可缓慢带负压退针,至回吸到血液,即针尖已在静脉腔内。穿刺成功后,借助导引钢丝置管,颈内静脉穿刺置入导管的深度一般为 $12\sim15\,\mathrm{cm}$。缝合固定导管,贴无菌贴膜固定。

2. 胸锁乳突肌中路法

患者去枕平卧位,头转向左侧 $45°\sim60°$。常规消毒 3 遍,铺无菌大单,戴无菌手套。锁骨与胸锁乳突肌的锁骨头和胸骨头形成三角区,颈内静脉位于此三角的中心位置,该点距锁骨上缘 $3\sim5\,\mathrm{cm}$,选取该点为穿刺点,进针时针干与皮肤呈 $30°$,与中线平行直接指向足端。同时,回抽注射器形成负压,一旦抽吸到血液,表示针尖已达颈内静脉。穿刺成功后,借助导引钢丝置管,颈内静脉穿刺置入导管的深度一般为 $12\sim15\,\mathrm{cm}$,无菌贴膜妥善固定。

(三)股静脉穿刺置管方法

患者取仰卧位,下肢外展 $30°$,膝关节略屈曲。常规消毒铺巾,2% 利多卡因局麻静脉穿刺点皮肤。于腹股沟韧带下方 $1\,\mathrm{cm}$、股动脉搏动点内侧 $0.5\,\mathrm{cm}$ 处 18G 穿刺针,沿针腔进导丝,退针留置导丝。回抽通畅,肝素盐水封管,缝合固定,加压包扎。所有患者置管后均行卧位腹部 X 线检查观察导管位置。

五、护理要点

(一)术前护理

(1)插管前向患者及其家属解释插管目的、方法、安全性及注意事项,消除恐惧心理,取得配合。

(2)保持病室安静整洁,温度适宜。

(3)嘱患者排空膀胱。

(4)协助患者清洗穿刺部位周围皮肤,必要时备皮。

(5)根据要求摆好患者体位。

(二)术中配合

(1)准确选择穿刺点,正确掌握进针方向,动作轻柔,防止损伤胸膜及肺组织,避免发生气胸并发症。

（2）锁骨下静脉、颈内静脉离心脏较近，当右心房舒张时其压力较低，拔出针芯时要用手指堵塞套管入口，并嘱患者屏住呼吸，防止空气进入而引起栓塞。

（3）严格无菌操作，防止感染。

（4）密切观察患者的生命体征，观察有无气胸、血胸、气体栓塞、神经损伤等并发症。

（三）术后护理

（1）观察穿刺针周围有无渗血、血肿，并按时更换无菌敷料。

（2）输入高渗溶液或静脉高营养后，应用等渗溶液冲洗管道，防止堵塞。

（3）每天输液完毕后用生理盐水冲管，并用肝素封管，防止导管内血液凝固。

（4）连续输液患者，需每天更换输液器、延长管及三通等附加装置。输液装置连接处应拧紧，严防空气栓塞。

（5）输液过程中，应加强巡视，保证输液管道的通畅，出现问题及时解决。

（6）更换穿刺处敷料或贴膜，根据敷料的种类确定敷料更换频率。透明敷料至少每5～7天更换一次，若穿刺部位发生渗液、渗血及敷料出现卷边、松动、潮湿、污染、完整性受损，应及时更换。选用浓度＞0.5%的葡萄糖酸氯己定乙醇溶液（年龄＜2个月应慎用）、有效碘浓度不低于0.5%的碘伏或2%碘酊＋酒精溶液，以穿刺点为中心擦拭消毒，待干，直径≥10 cm。保持穿刺局部的清洁干燥。更换敷料或贴膜时，应观察穿刺点有无发红、分泌物等炎性表现，若有及时报告医生并记录。

（7）观察患者体温变化，定期查血象。如有不明原因的发热、寒战、白细胞升高，应考虑是否为导管引起的感染。

（四）并发症观察及护理

1. 感染性并发症

可发生血管导管相关感染，包括血管导管相关局部感染和血流感染。其中，以局部感染为主。在日常操作期间护理人员需在无菌条件下操作，进针处的皮肤消毒工作需加强，同时还需对患者的穿刺点进行观察，看是否发生红肿和热痛。对于置管处保持清洁干燥，每周至少更换透明贴膜1次，有污染的及时更换贴膜。针对有渗血或渗液的立即更换贴膜，并积极寻找渗血原因。另外，对患者病情进行细致观察，对于已经实现治疗目的或不需要再留置导管的患者尽早拔除导管，减少感染概率。针对存在感染迹象或迹象不明确的患者，及时暂停使用，了解患者病情后另外选择部位进行置管，并对导管是否存在感染迹象进行有效确认，必要时做细菌培养及导管尖端培养。

2. 机械性并发症

(1) 动脉血肿:若深静脉与动脉的距离过近,在穿刺期间会对动脉造成误伤。因此在操作期间操作人员需对解剖知识充分掌握,穿刺前需事先用超声定位引导。若操作不当误伤动脉,拔除后需适当按压,时间为 20 min,之后再次穿刺。在对锁骨下静脉进行穿刺时,穿刺针需缓慢进入骨缝,边进针边回抽。对股静脉进行穿刺时,参照点需选择相邻的股动脉,穿刺期间需对股动脉按压,让针头和皮肤呈 45°,于股动脉内侧 0.5 cm 处进针。对颈内静脉穿刺时,需利用胸锁乳突肌中路穿刺法,进针于胸锁乳突肌三角顶端,让针头和皮肤呈 35°,针尖指向同侧乳头进行穿刺。

(2) 气胸:通常情况下,锁骨下静脉穿刺有气胸发生的风险,若在穿刺期间患者发生以下症状,如剧烈咳嗽和气促,听诊呼吸音下降需将穿刺停止,之后予以吸氧和胸腔穿刺,同时还需予以胸腔置管闭式引流。

(3) 深静脉置管滑脱:在留置导管期间需对其加以固定,缝皮时打双结固定,薄膜更换时要确保轻柔的动作。在此期间,需加强巡视工作,床边交接工作需做好。

(4) 导管堵塞和空气栓塞:影响置管成功的因素与导管堵塞和凝血有着直接关系。因此患者完成输液后需对其冲管,封管时需利用肝素溶液。若血循环和肺部有空气进入,会引发休克。因此要想使深静脉置管安全性得以保证需对空气栓塞进行有效规避。与此同时,液体输注结束之前需及时更换液体,同时对输液装置的各个连接处详细检查,确保不会发生脱落。

(5) 血栓及静脉栓塞:血栓及静脉栓塞也是深静脉置管患者的一种严重并发症。其主要是由于血液反流以及输注血液后冲管不彻底,或者患者血液黏稠、血管壁受损以及长期置管所造成的,也是造成患者拔管的重要因素。血栓及静脉栓塞的护理干预:一旦发现患者出现血栓或静脉栓塞等情况,应及时应用尿激酶溶液(5 000 U/mL)进行负压溶栓治疗,对于溶栓效果不佳的患者,可适当增加尿激酶浓度。如治疗效果不佳应考虑拔管。静脉栓塞多发生于股静脉置管时,因此在选择置管血管时,应尽可能选择颈部或锁骨静脉,如必须选择股静脉置管时,可通过缩短肝素封管周期来减少血栓的形成。

3. 过敏性并发症

CVC 相关过敏并发症均为贴透明敷贴者局部皮肤过敏,其表现为局部皮肤红色丘疹伴瘙痒感,可选择无菌纱布等替代敷料。

六、拔管

（一）指征

无留置导管治疗需求；导管有严重感染；导管失去功能，如堵管、导管内有血栓形成不能抽出；导管周围出血不止，压迫也不能止血；非最佳无菌条件（例如在紧急情况下）下置管，应在 48 h 内尽早拔除等。

（二）拔管后观察及护理

对穿刺点清洁、消毒，拆除缝线，拔除导管，纱布压迫穿刺点至不出血。用无菌纱布压在拔管后的穿刺点皮肤上，密封穿刺点 24 h。如颈内静脉不要过度按压或用力摩擦。拔管后患者需要静卧 30 min。观察局部出血、血肿及患者呼吸情况，如有呼吸困难，考虑发生空气栓塞，予头低足高左侧卧位，立即报告医生处理。根据医嘱留取导管尖端标本进行血培养。

七、非计划拔管应急处理

部分脱出不可以将其回插，应立即用无菌敷料覆盖，报告并协助医生处理，重新评估导管末端位置，必要时立即拔除。如完全滑脱，应立即压迫穿刺点，防止出血和空气栓塞，严格消毒，防止感染。立即报告医生，检查导管是否完整，如有断裂，紧急行床边摄片，确定导管位置，协助进一步处理。其他处理同拔管后观察及护理。

第五节　肺动脉漂浮导管护理

肺动脉漂浮导管又称为 Swan-Ganz 导管，通过应用气囊漂浮导管行血流动力学监测，以判断危重症患者心血管功能状况。

一、适应证

（1）心力衰竭。

（2）肺水肿的鉴别诊断。

（3）呼吸衰竭、肺动脉高压。

（4）血流动力学不稳定的急性心肌梗死。

（5）高危患者的术中和术后监测（开胸心脏手术）。

（6）严重创伤、心包填塞。

（7）休克的血流动力学分型诊断。

二、禁忌证

（一）绝对禁忌证

在导管经过的通道上有严重的解剖畸形，导管无法通过或导管本身可使原发病加重。

（二）相对禁忌证

（1）肝素过敏。

（2）细菌性心内膜炎，活动性风湿病。

（3）完全性左束支传导。

（4）严重心律失常，尤其是室性心律失常。

（5）严重的肺动脉高压。

（6）各种原因所致的严重缺氧。

（7）近期置起搏导管者。

（8）严重出血倾向或凝血障碍。

（9）心脏或大血管有附壁血栓。

（10）疑有室壁瘤且不具备手术条件者。

三、置管目的

（1）早期发现患者的血流动力学改变。

（2）指导心功能不全和休克患者的治疗，监测血流动力学变化趋势，及时调整药物及剂量。

（3）鉴别某些严重血流动力学障碍患者的病因，如右心室心肌梗死、乳头肌断裂、室间隔穿孔、血容量不足、肺梗死等。

（4）对药物和其他治疗措施的疗效进行观察。

四、置入方法

(一) 血管选择

颈内静脉(首选)、锁骨下静脉、股静脉。如图 11-5 所示。

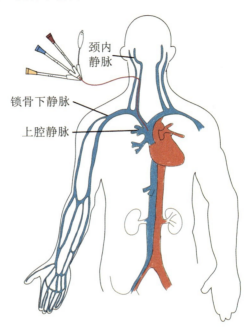

颈内静脉

锁骨下静脉

上腔静脉

图 11-5　肺动脉漂浮导管置管血管示意图

(二) 置管方法

同中心静脉导管(CVC)置入方法。

五、护理要点

(一) 穿刺点护理

严密观察穿刺点情况,保持穿刺点清洁、干燥。每 3 天更换敷料 1 次,发现渗血及时更换敷料。

(二) 导管护理

1. 导管固定

Swan-Ganz 导管总长度为 100 cm,一般留置在患者体内的长度为 45～55 cm,

连接有压力延长管及换能器,由于装置重力的牵引,导管易脱出移位,在搬动患者、患者活动或躁动时更易发生。导管的固定采取局部缝合加透明贴膜固定,并准确记录导管位于穿刺点的刻度。协助患者翻身或搬动患者时可将其固定在患者的衣服或身上,以防脱出。一旦有脱出或部分脱出,可借助胸部 X 线检查重新评价导管位置。

2. 保持通畅

导管堵塞会影响各项参数的测量,而影响心功能变化的观察。常规使用0.2%肝素盐水加压冲洗肺动脉管、右房管,每小时冲洗 3~5 mL,防止血液凝固。为防止血液回流至传感器或导管内,要随时检查压力袋的压力,使其保持在 300 mmHg (1 mmHg = 0.133 kPa)。如导管堵塞,禁用注射器加压通管,需用肝素盐水冲管,如无法回抽到回血,则尽早拔除导管。

3. 留置时间

为防止感染及血栓的发生,在维持血流动力学稳定的前提下,漂浮导管留置时间越短越好,一般为 3~5 天。

(三) 监测护理

1. 保证压力的传递

压力传感器应置于患者腋中线位置,定时校正零点,尤其在改变体位后要重新调零,以保证所测得压力值准确。

2. 压力波形的观察

监测过程中须密切观察波形变化,置管时间长或导管阻塞移位均可导致肺动脉波形低钝,脉压变小。如出现波形低钝、脉压变小的情况,及时查找原因,可重新冲管、调零,保证测量数值的准确。

(1)压力衰减:波形低振幅。

原因:导管不畅(凝血、扭曲、贴壁等)、管路中气泡、血液回流至换能器。

(2)压力嵌顿:出现嵌顿波形。

原因:导管过深、气囊未放气等。

(3)压力直线:波形为直线。

原因:换能器故障、导管堵塞、导管嵌顿、连接故障。

3. 避免过快收集混合静脉血

由肺动脉开口抽取混合静脉血标本时,先将导管内的肝素生理盐水吸尽,再去除至少 2 mL 血,注意抽吸应缓慢,过快可导致混合静脉血氧饱和度及混合静脉血氧分压升高。

4. 避免气泡进入导管

严防气泡进入导管,否则将严重影响压力的传导。在抽血及冲洗等护理过程中,避免气泡进入导管内,一经发现应及时抽出。空气推入压力测量管路,除造成空气栓塞外,还会显著影响动脉血压。

六、拔管

(一) 指征

一般留置 3～5 天,治疗或检测目标达到,应尽早拔管。

(二) 方法及护理

拔管过程中有并发症发生的危险,如导管打结和出血、瓣膜损伤、心律失常,因此拔管时应在心电监护下进行,拔管后局部加压止血,常规拔管后人工加压 30 min 至不出血,继续用 1.0～1.5 kg 沙袋加压 6 h,观察有无渗血、肿胀、淤血等情况,异常情况应及时报告医生并协助处理。

七、非计划拔管应急处理

同中心静脉导管非计划性拔管应急处理。

第六节　完全植入式输液港护理

完全植入式静脉输液港(Totally Implantable Venous Access Port,TIVAP),简称输液港,是一种可以完全置入体内的静脉输液器材,是患者输液的永久性通道,为需要长期输液治疗的患者提供了可靠的治疗途径。TIVAP 植入途径最初多经中心静脉(锁骨下静脉、颈静脉)置港,但当在胸部或颈部没有合适的位置,特别是乳腺癌局部复发、胸部和纵隔患有严重的放射性皮炎者等,可选择经外周静脉(贵要静脉、头静脉等)置港。

一、适应证

（1）肿瘤患者，需长期或反复静脉输入液体或化疗药物者。

（2）胃肠功能障碍者，严重营养不良者，需长期从静脉输入营养液、新鲜血液等。

（3）需反复抽取血标本。

二、禁忌证

（1）患有感染性疾病者，特别是有菌血症或败血症者。

（2）对输液港的材料有过敏反应者。

（3）患者体质、体形不适合规格置入性输液港。

（4）预置管部位有放射治疗史。

（5）上腔静脉阻塞综合征。

三、置管目的

为需要长期输液治疗的患者提供了可靠的治疗途径。

四、置入方法

（一）置管前准备

置管前配合医生做好各项术前检查，如胸片、心电图、血常规等。化疗间歇期患者应待血象基本恢复正常时才能行输液港植入术。如图 11-6 所示。

（二）置管流程

（1）向患者解释操作过程，提醒患者穿刺时会有痛感，必要时予局部麻醉。

（2）操作者以输液港为圆心，消毒

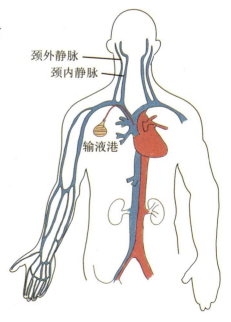

颈外静脉

颈内静脉

输液港

图 11-6　植入式输液港置管血管示意图

3 次。

（3）戴无菌手套,用生理盐水预充肝素帽和无损伤针以排出其中的气体。

（4）操作者左手拇指、示指和中指在输液港周围排成三角形,将输液港固定。右手将无损伤针头从中点垂直插入穿刺隔,直达储液槽的底部。回抽血液 2～3 mL,确认针头及导管位置无误,用生理盐水以脉冲式冲管,观察穿刺局部是否肿胀。

（5）取开口纱布垫于无损伤针蝶翼下,其上再覆盖 1 块无菌纱布,然后用透明敷料固定无损伤针及其延长管。

（6）输液时用输液器头皮针连接无损伤针肝素帽即可。

（7）输液港抽血时,消毒肝素帽尾端,用 10 mL 注射器抽血 5 mL 弃去,再用另一注射器抽血至所需标本量,血标本注入备好的试管中。用生理盐水以脉冲方式冲洗管路,再继续输液或封管。

五、护理要点

（一）置管后护理

（1）术后立即拍摄胸片,确定静脉导管末端的位置。

（2）术后应监测患者生命体征的变化,观察有无呼吸困难、气胸、血胸、出血、气体栓塞、心律失常等术后并发症。

（3）密切观察置入部位有无红肿、血肿、感染、浆液囊肿,观察器材有无扭转或损耗。

（4）切口严格消毒并用无菌透明敷料或普通敷料覆盖。

（二）输液港使用过程中的护理

（1）使用输液港应严格遵守无菌技术操作规范。

（2）每次使用前必须抽回血。先推注生理盐水,然后缓慢回抽,以免负压过大导管头端紧贴血管壁而抽不出回血。如抽不到回血可变动体位或嘱患者轻咳;如仍抽不出回血,可行胸片检查,或 B 超检查导管位置情况。

（3）确定导管在血管内方可注入药物。

（4）输液时压力不宜高于 190 mmHg,压力过高会损伤导管的三向瓣膜式结构。严禁使用高压注射泵注射药物（如造影剂）。

（5）选择长短合适的专用穿刺针。穿刺针过短会造成针尖不能完全插入输液港储液槽内,针尖太长则固定不稳。

（6）输液港在使用中,如发生堵管,可遵医嘱用含 5000 U/mL 尿激酶溶液溶栓。

（三）并发症观察及护理

（1）使用输液港的过程中需密切观察有无并发症发生,如气体栓塞、出血、臂丛神经损伤、心律失常、感染、血胸、气胸、纤维蛋白鞘形成、不适应植入性设备、置管及埋港部位发生感染、坏疽或皮肤瘢痕、自发的导管移位或脱出、胸导管损伤、血栓栓塞等。

（2）锁骨下静脉穿刺时,针头有可能穿破胸膜腔发生气胸,患者出现呼吸困难、面色发绀、烦躁不安等表现,轻者不需做特殊处理,重者需行胸腔闭式引流抽气减压,必要时行修补术。

（3）使用输液港的过程中,因术中连接不妥或患者剧烈活动有可能发生导管脱落,在输注药物之前采取各种办法仍抽不到回血,可拍摄胸片了解导管与注射座是否脱开。如发生导管移位或脱出需行手术将导管与注射座重新连接。

六、拔管

（一）指征

无留置导管治疗需求;导管及局部感染;导管失去功能,如堵管、港座损坏等。

（二）方法及护理

医生拔管前评估导管情况,穿刺点清洁、消毒,拆除缝线,拔除导管及港体,纱布压迫伤口至不出血。用无菌纱布压在拔管后的伤口上,密封直至伤口完全愈合。观察局部出血、渗液及其他情况,听取患者其他不适主诉并及时处理。

七、导管断裂应急处理

应立即压迫伤口,防止出血,严格消毒,防止感染。立即报告医生,检查导管及港座是否完整,如有破损或断裂,协助医生进一步处理。

第七节　血液净化临时静脉置管护理

血液净化临时静脉置管是将一根双腔导管置入中心静脉，双腔导管的其中一腔作为动脉腔，用于引出血液，另一腔作为静脉腔，用于将净化后的血液回输患者体内。如图 11-7 所示。

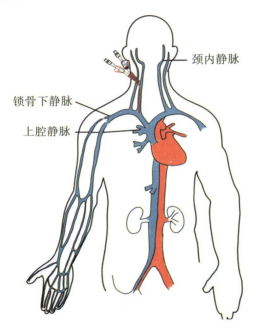

颈内静脉

锁骨下静脉

上腔静脉

图 11-7　血液净化临时静脉管道示意图

一、适应证

（1）有透析指征的急性肾损伤急性肾衰竭的患者。

（2）急性药物或毒物中毒需要急诊进行血液净化治疗的患者。

（3）有可逆因素的慢性肾衰竭基础上的急性加重。

（4）内瘘成熟前需要透析的患者。

（5）内瘘栓塞或感染需临时通路过渡。

（6）腹膜透析、肾移植患者因病情需要的临时血液透析。

（7）其他原因需临时血液净化治疗。

二、禁忌证

（1）广泛腔静脉系统血栓形成。

（2）穿刺局部有感染。

（3）凝血功能障碍。

三、置管目的

对急诊血液透析患者、动静脉瘘未成熟或动静脉内瘘闭塞的患者，建立临时性血管通路，保证血液净化顺利进行，改善患者病情。

四、置入方法

（一）血管选择

中心静脉导管是各种血液净化疗法的血管通路之一。目前最常用的是双腔导管。导管置入的部位有颈内静脉、股静脉和锁骨下静脉。

（二）置入方法

以常用的钢丝导引置入法（Seldinger 技术）为例。

（1）根据穿刺部位采取不同体位，如颈内静脉采用头低仰卧位（Trendelenburg 体位）。

（2）穿刺部位皮肤消毒，铺无菌巾。

（3）戴无菌手套。

（4）0.5%～1%利多卡因局部浸润麻醉。

（5）采用穿刺针或套管针静脉穿刺，穿入静脉后有静脉血液抽出。

（6）固定穿刺针并插入导引钢丝；如用套管针者，先将套管针拔出，将套管留置在中心静脉内，沿套管插入导引钢丝，并拔出套管针。注意插入导引钢丝困难时，不可强行插入。

（7）应用扩张器沿导引钢丝扩张组织，包括皮肤、皮下组织及中心静脉。

（8）插入导管：取相应的导管，导管各腔内充满肝素生理盐水，沿导引钢丝插入中心静脉。

（9）抽出导引钢丝。

（10）分别检查导管各腔血流是否通畅。

（11）生理盐水冲管后，用 10 mg/mL 的普通肝素钠溶液封管，并盖好肝素帽。

（12）将导管缝合固定到皮肤上。

（13）局部行无菌包扎。

五、护理要点

（一）导管功能评估

（1）用 20 mL 针筒回抽导管，6 s 内充盈，则血流速≥200 mL/min，为导管功能良好。

（2）针筒回抽封管液费力，血流速＜200 mL/min 为导管不完全堵塞。

（3）完全不能回抽出封管液或血液，为导管完全堵塞。

（4）怀疑血栓形成，在没有抗凝禁忌时可行溶栓治疗。溶栓≥2 次者定为导管功能不良。

（二）留置导管护理

（1）每次治疗前，完善手卫生并戴清洁手套，卸下导管肝素帽（连接血路管前总是夹闭导管夹），用消毒棉球或纱布消毒导管接头、螺纹，要确保清除血迹，再次消毒接头和螺纹，待导管接头消毒剂干燥（尽可能缩短导管开口的空置时间），接上 10 mL 注射器，放开导管夹，抽出封管肝素和血液 3～5 mL，快速用生理盐水冲洗，并快速连接血路管。

（2）治疗结束后，完善手卫生并戴清洁手套，关闭机器血泵，夹闭导管（卸下管路时必须保持导管夹关闭），接上有生理盐水的 10 mL 注射器，快速冲洗导管腔，注入封管液，关闭导管夹，用消毒棉球或纱布消毒导管接头、接上肝素帽。

（3）封管采用正压法，严格按照导管标记的管腔容量推注封管溶液量。可采用 10 mg/mL 的普通肝素钠溶液封管，高凝患者可以采用更高浓度的肝素钠溶液直至肝素钠原液封管；普通肝素有不良反应患者可以采用低分子肝素封管，一般推荐溶液浓度为 1000～1250 U/mL。封管一次完成，减少多次封管所致的反复暴露感染的机会。

（4）减少导管移动刺激创口而引起的局部感染或致全身血流感染。确保导管安全，以免导管脱落引起大出血。外脱的导管，禁止再次插入体内。对烦躁患者予适当约束或使用镇静剂。

（5）禁止由血液净化静脉导管采血和输液。

（6）用无菌敷贴固定，定期换药，如有渗液、渗血应及时更换敷贴。

（7）治疗计划结束后，尽早拔除导管。

（三）并发症观察及护理

1. 血流量不足

常见原因为留置导管位置不良，管腔贴壁，故留置导管后应拍摄 X 片，检查导管位置，必要时采用超声引导穿刺。

2. 渗血及血肿

如发生出血，可局部压迫止血，并关注患者凝血功能情况，遵医嘱用药，规范导管封管和溶栓方法。

3. 脱管

更换敷料时动作轻柔，并观察导管固定缝线是否断开或脱离皮肤，如果断开应报告医师立即固定，同时嘱患者避免局部进行大幅度动作。

4. 感染

穿刺点保持清洁干燥，导管使用及维护应严格执行无菌操作，规范执行穿刺部位皮肤的清洁和消毒。每次进行 CRRT 前，均应对导管及周围皮肤进行检查和消毒。采用＞0.5%的葡萄糖酸氯己定醇制剂进行穿刺部位皮肤的消毒和维护，如有禁忌，也可以使用不低于 0.5%的碘伏或 2%的碘酊和 70%的酒精。导管接头应机械性摩擦消毒至少 15 s，降低细菌从接头潜行入血的风险，防止导管相关血流感染的发生。

六、拔管

（一）指征

无留置导管治疗需求；导管有感染；导管失去功能，如堵管、导管内有血栓形成不能抽出；导管周围出血不止，压迫也不能止血；非最佳无菌条件（例如在紧急情况下）下置管，应在 48 h 内尽早拔除等。

（二）拔管方法与拔管后观察及护理

医生消毒导管局部，戴无菌手套，取无菌剪刀，将固定导管的缝合线剪开，颈内静脉或锁骨下静脉置管拔管时，患者应取卧位，拔除导管，局部压迫止血包扎。如为颈内静脉不要过度按压或用力摩擦。

对穿刺点清洁、消毒,用无菌纱布块压在拔管后的穿刺点皮肤上,密封穿刺点24 h。拔管后患者需要静卧 30 min。观察局部出血、血肿及患者呼吸情况,如有呼吸困难,考虑发生空气栓塞,应立即予头低足高左侧卧位,并报告医生处理。

七、非计划拔管应急处理

部分脱出不可以将其回插,应立即用无菌敷料覆盖,报告并协助医生处理。如完全滑脱,处理同拔管方法与拔管后观察及护理。

第八节　脐静脉置管护理

脐静脉置管术通常应用于患严重疾病的新生儿或早产儿,以方便进行实验室检查、持续监测中心静脉压以及静脉输液。

一、适应证

中心静脉压监测、紧急情况静脉输液的快速通路、新生儿换血、极低出生体重儿长期中心静脉通路。

二、禁忌证

脐静脉置管的禁忌证包括腹膜炎、坏死性小肠结肠炎、脐炎、脐膨出、下肢或臀部有血运障碍。

三、置管目的

脐静脉置管对于需要持续输注葡萄糖、药物及高渗性肠外营养的新生儿来说是一条稳定的血管通路,也可用于监测中心静脉压。

四、置入方法

（一）置管长度

测量脐静脉置管长度：

方法一：长度＝肩缝至脐的距离（cm）/1.7＋0.6 cm＋脐带残端长度。

方法二：长度＝体重×1.5＋5.6 cm＋脐带残端长度或体重×2＋5 cm＋脐带残端长度。

方法三：长度＝剑突到脐的距离＋1 cm＋脐带残端长度。

（二）置入方法

（1）携用物至床旁，核对患儿身份。

（2）患儿仰卧位置于辐射台上，固定患儿双下肢以稳定患儿。

（3）消毒皮肤：手消毒，打开穿刺包，戴无菌手套，将消毒液倒入弯盘，浸湿棉球。助手用钳子夹住脐带的末端，以脐部为中心，常规消毒脐部和周围皮肤。消毒范围：上界平剑突、下至大腿根部及会阴、左右至腋中线。

（4）手消毒，穿手术衣，戴无菌手套。在脐周铺无菌巾，并用巾钳固定；铺无菌洞巾，暴露脐部。

（5）在脐根部皮肤上缘系无菌棉线，以减少出血，但不宜过紧，以保证导管在血管中顺利通过。

（6）切断脐带：在距离脐根部约1 cm处用止血钳夹住脐带，操作者用手术刀沿所夹部位切断过长的脐带（切至测量处）。

（7）识别脐动静脉：脐残端横断面可见2个脐动脉和1个脐静脉的开口，脐动脉位于切面的"4点钟"和"8点钟"方向处，为白色圆形，腔小、壁厚。脐静脉在脐切面的"12点钟"处，为蓝色扁形，腔大、壁薄。脐静脉较粗，开口塌陷。

（8）清理脐带：用有齿镊夹住脐带的残端，保持脐带残端竖立并稳固。用镊子清理脐带残端血痂，防止血栓形成。

（9）用扩张器打开脐静脉开口并充分扩张后，提起脐带与下腹部成60°，略偏向左腿，用无齿镊夹住脐静脉导管头端插入脐静脉，导管插入时，方向稍偏右上方约30°，可与腹内脐静脉成一条直线，达到预计插管的位置，抽回血通畅，用肝素盐水封管，接肝素帽。

（10）固定：用缝合线先围绕脐带根部做荷包缝合，用丝线缠绕导管后打结，用胶布固定插管。用脐根部的棉线扎紧脐带，将导管固定在腹壁。

（11）拍胸片确定导管的位置：脐静脉导管最佳位置在膈肌上 0.5～1.0 cm。脐动脉最佳位置：高位置管时，导管尖端位于第 8 和第 10 胸椎之间；低位置管时，导管尖端位于第 3 和第 4 腰椎之间。

（12）脐静脉导管连接输液装置。如图 11-8 所示。

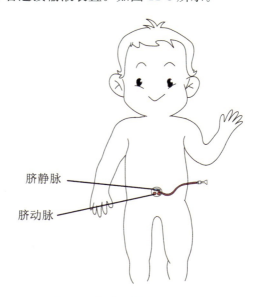

脐静脉

脐动脉

图 11-8　脐静脉导管置管示意图

五、护理要点

（一）观察

观察导管置入深度、脐部有无红肿及渗血、腹壁及双下肢有无水肿、末梢循环情况及双下肢有无侧支循环建立。准确记录并严格执行交接班制度，发现异常情况及时汇报医生处理。

（二）安全护理

床头及输液泵有醒目标识，及时处理输液泵报警、日常管道维护均由专科护理人员操作。患儿戴手套保护，妥善固定管道，检查导管外露长度和厘米标记，以便及时发现导管脱落。

（三）冲管

使用 10 mL 注射器，0.9% NS 或 5% GS 2 mL 脉冲式冲管（根据输注药物性质）。

（四）封管

输液结束后使用 10 U/mL 肝素溶液 2 mL 正压封管。

（五）活动指导

脐静脉留置期间，避免抬高臀部及双下肢、避免双下肢过度活动。

（六）留置时间

一般脐静脉置管留置时间≤14 天。

（七）并发症观察及护理

1. 感染

观察脐部及周围组织有无渗血、渗液、红肿、异味等感染迹象；导管留置过程严密观察患儿体温、血常规等变化；一旦发现感染迹象，排除其他系统感染后，及时拔管。

2. 血栓

保持导管通畅。输液前，需回抽见回血方可使用，输液速度最少为 2 mL/h；更换输液时可按压输液泵/注射泵快进键数秒，确保导管内没有回血；输注脂肪乳剂时，至少每 6～8 h 用 0.9%NS 2 mL 冲管 1 次，输注不同药物时用 0.9% NS 或 5% GS 冲管，防止因药物配伍禁忌导致沉淀物堵塞导管；严密观察管腔连接处有无渗血、渗液，及时更换有血液残留的肝素帽。

3. 空气栓塞

输液时务必排尽输液装置内空气，注意接紧输液系统各接头，更换注射器或输液器等操作前检查输液装置质量。

4. 急性肺水肿

使用输液泵或注射泵需双人交叉核对确认输液速度，避免短时间内输入大量液体而致急性肺水肿。

六、拔管

（一）指征

病情好转，导管留置时间超过 14 天，出现与置管相关并发症，如血栓形成及栓塞、坏死性小肠结肠炎、感染、败血症、门静脉高压、DIC、血管穿孔等。

（二）拔管后观察及护理

拔管后脐部予无菌敷料覆盖 24 h，观察脐部有无出血、渗液；每日常规用 3% 双氧水、2%碘酊、75%酒精依次消毒脐部,直至脐部残端脱落、伤口干燥。

七、非计划拔管应急处理

部分脱出不可以将其回插,应立即用无菌敷料覆盖伤口,报告并协助医生处理。如全部脱出,处理同拔管后观察及护理。

第九节　动脉鞘管护理

经体表穿刺导管至相应的动脉,测定动脉血压以评估病情,同时也可为各种治疗提供直接便利途径(如采集动脉血标本)。

一、适应证

(1) 各类危重患者、复杂的大手术及有大出血的手术。
(2) 体外循环心内直视术。
(3) 需行低温和控制性降压的手术。
(4) 严重低血压、休克等需反复测量血压的手术。
(5) 需反复采取动脉血样做血气分析等测量的患者。
(6) 需要持续应用血管活性药物者。
(7) 呼吸、心搏停止后复苏的患者。
(8) 因各种原因导致的不能行无创测压者。

二、禁忌证

(1) 桡动脉侧支循环试验阳性者,禁行同侧桡动脉穿刺。
(2) 局部皮肤感染者应更换穿刺部位。
(3) 高凝血状态。
(4) 出血倾向或抗凝治疗期间。

三、置管目的

持续精确地监测动脉压,多次获取动脉血标本,测定心排血量,血液净化通路,经动脉输血、输液等。

四、置入方法

(一)穿刺部位

桡动脉、肱动脉、股动脉、足背动脉等。如图 11-9 所示。

(二)置管方法

(1)患者仰卧,左上肢外展于治疗巾上,腕区垫一纱布卷。

(2)消毒铺巾,清醒患者可在腕横线桡动脉搏动表面用少量局部麻醉药浸润麻醉。

(3)术者用左手中指摸清桡动脉搏动,右手持套管针,针干与皮肤成 30°,针尖刺入动脉后有鲜红血液喷出,压低针干与皮肤成 10°,将外套管置入血管腔内 2.5～3.5 cm。

(4)拔出内针,有明显搏动性血流自导管喷出,即可接测压延长管。

(5)贴无菌敷贴,注明日期和时间并签名。

(6)包扎固定。

(7)整理用物及床单位,协助患者取舒适体位。

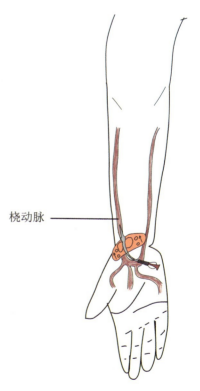

桡动脉

图 11-9 动脉鞘管置管血管示意图

五、护理要点

(一)留置护理

(1)三通管道和穿刺针连接要紧密,防止脱开造成大出血。密切观察伤口和远端肢体的血运及皮温情况。

（2）直接动脉测压应每小时观察并记录一次，危重患者随时观察记录。

（3）测压时注意校对零点，并保证传感器的位置与心脏在同一水平面，以保证所得结果准确。

（4）由于动脉压力高，为防止血液回流至传感器或导管内，要保持加压袋的压力在 300 mmHg 左右。

（5）在进行抽血和冲管时，要严防气泡进入管内，一旦发现气泡，要立即用注射器将其抽出，同时要制动行监测的肢体，防止空气进入动脉引起脑或其他部位梗死。

（6）绝对禁止向动脉导管注入去甲肾上腺素等血管收缩剂，以免引起动脉痉挛、肢体坏死等。

（7）保持测压系统的准确。使用动脉鞘管测血压时，每 4 h 调节零点 1 次，测压过程中对数值有疑问时，需随时核对零点、定标、调节压力换能器的位置，同时检查导管内是否有空气和血块，及时发现处理，定时冲洗保持通畅。对躁动患者应适当约束肢体，严防被其拔出。应用肝素稀释液滴入测压管，防止血液凝固；保证三通管方向正确，压力换能器的放置始终应保持与左心房同高的位置，过高或过低均可造成误差。

（二）并发症观察及护理

1. 导管脱落

穿刺部位用透明贴粘好后，再用胶带加固，标明穿刺时间，并且用约束带固定，避免因患者躁动套管针发生移位、折叠甚至脱出。

2. 血管痉挛

末梢循环差时，调整室内温度，肢体保暖热敷，观察穿刺部位有无疼痛及皮肤温度、颜色的变化。肝素冲管时，速度不可太快，以免血管收缩，引起缺血、疼痛。

3. 感染

建立有创动脉血压检测后，应严格执行无菌操作，加强穿刺点皮肤的护理，每日用 0.5%聚维酮碘消毒穿刺点，并更换透明敷贴。注意观察置管部位有无炎症和脓肿，使用透明敷料覆盖者可通过触诊和肉眼观察判断。一旦不再需要动脉导管，应及早拔除。

4. 出血

用肝素稀释液冲洗测压管，可致患者凝血时间、凝血酶原时间和凝血酶时间延长。应加强观察穿刺部位有无渗血、肿胀等现象，对于老年和肝肾功能不全者尤其注意对出血情况的观察。

六、拔管

（一）指征

使用≥96 h；无留置导管治疗需求；导管有感染；导管失去功能，如堵管；导管周围出血不止，压迫也不能止血等。

（二）拔管后观察及护理

对穿刺点清洁、消毒，拔除导管，纱布压迫穿刺点至不出血。用无菌纱布压在拔管后的穿刺点皮肤上，必要时加用绷带固定，密封穿刺点 24 h。观察局部出血及血肿情况，观察肢体远端动脉搏动和血流动力学情况等，发现异常及时报告医生处理。

七、非计划拔管应急处理

部分脱出不可以将其回插，应立即用无菌敷料覆盖，报告并协助医生处理。如完全滑脱，应立即压迫穿刺点，防止出血，其他处理同拔管后观察及护理。

第十节　自体动静脉内瘘护理

自体动静脉内瘘术（AVF）是通过手术将自体邻近动静脉吻合用于血液透析的一种血管通路，因其方便、安全、使用寿命长、并发症少，成为建立透析患者血管通路的首选。

理想的动静脉内瘘的特点：不妨碍患者正常活动；不影响美观；能提供足够的血流量；位置表浅易于穿刺；并发症少；能长期使用，感染和栓塞并发症发生率低。

一、适应证

对于慢性肾衰竭需要长期血液透析治疗的患者，若存在以下情况首选建立自体动静脉内瘘：

（1）选择血液透析作为肾脏替代治疗方式，预计半年内需血液透析治疗的患者。

（2）患者肾小球滤过率＜15 mL/（min·1.73 m²）、血清肌酐＞528 μmol/L；糖尿病患者肾小球滤过率＜25 mL/（min·1.73 m²）、血清肌酐＞352 μmol/L。

（3）尿毒症症状明显，支持治疗难以控制者应尽早实施 AVF 手术，残余肾功能不作为必需的界定指标。

二、禁忌证

（一）绝对禁忌证

（1）左心室射血分数＜30%。

（2）四肢近端大静脉或中心静脉存在严重的狭窄、明显的血栓或邻近病变影响静脉回流，且不能纠正者。

（3）Allen 试验结果为阳性的患者，禁止行前臂动静脉内瘘端端吻合。

（二）相对禁忌证

（1）对患者的预期生存时间＜3 个月。

（2）患者心血管状态不稳定，心力衰竭未控制或低血压。

（3）手术后伤口存在感染。

（4）同侧锁骨下静脉安装有心脏起搏器导管。

（5）未纠正的严重凝血功能障碍者。

三、置管目的

造瘘目的是将动脉与静脉吻合后，使肢体浅静脉扩张，在行血液透析时便于静脉穿刺置管、保证充足的血流量同时减轻患者痛苦、减少血肿及动脉瘤等并发症的发生。

四、置入方法

（一）动静脉内瘘建立的原则

（1）首选自体动静脉内瘘（AVF），其次是移植血管内瘘（AVG）。

（2）先上肢后下肢，先远心端后近心端，先非惯用侧肢体后惯用侧肢体。

（3）前臂血管耗竭可选择前臂 AVG 或上臂任意类型的血管通路。

（4）上肢血管耗竭可选择躯干 AVG、下肢 AVF 或 AVG。

（二）血管条件

预期选择静脉直径≥2.0 mm，且该肢体近心端深静脉和/或中心静脉无明显狭窄、明显血栓或邻近组织病变；预期选择动脉直径≥1.5 mm，首选上肢部位远心端的血管，避免同侧存在心脏起搏器。如图 11-10 所示。

（三）血管吻合方式

主要包括三种：动静脉端端吻合、端侧吻合和侧侧吻合，首选动静脉端侧吻合。

（四）术后常见并发症

如出血、感染、血栓形成、血流量不足、窃血综合征、动脉瘤形成、血管狭窄、肿胀手综合征及高输出量性心力衰竭等。

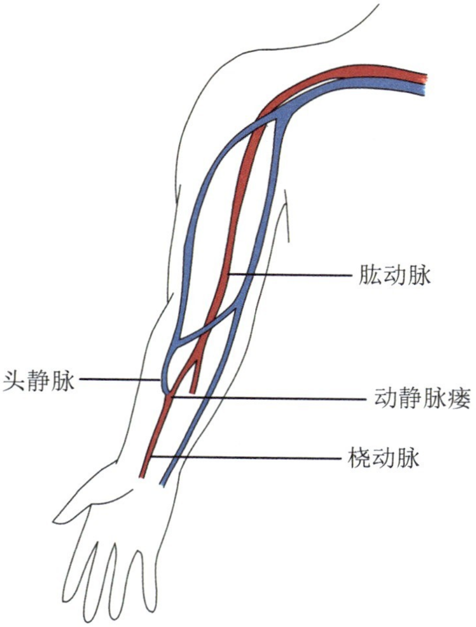

肱动脉
头静脉
动静脉瘘
桡动脉

图 11-10　动静脉瘘置管血管示意图

五、护理要点

（一）自体动静脉内瘘术后护理

（1）术后 24 h 密切观察病情：

① 监测患者生命体征是否改变，询问患者是否有胸闷、心悸。

② 观察内瘘侧手臂手指末梢血管充盈情况，如有无手指麻木、苍白、发冷、疼痛、活动受限等缺血情况，应警惕盗血综合征的发生。

③ 随时观察伤口有无渗血、肿胀，内瘘有无震颤、可否闻及血管杂音等。如震颤减弱甚至消失则怀疑血栓形成。当出现以上情况时应立即报告医生，及时处理。

（2）术后内瘘侧肢体适当抬高 30°，且术侧肢体不可负重，睡眠时不可压迫手术肢体，可以采用软垫将其垫于手术肢体下，促进血液循环及血液回流，减少内瘘侧手臂的肿胀。注意手术肢体的保护，避免发生碰撞以及受伤，穿衣应当以宽松为宜，避免佩戴过紧饰物。

（3）抗凝药物的使用：若患者存在高凝状态或血压较低，且术后无渗血，可遵医嘱给予口服阿司匹林肠溶片、氯吡格雷等,也可皮下注射低分子肝素,需按照个体化原则,不建议常规使用抗凝剂。

(4)术后渗血处理:对于渗血部位采用轻微按压的方式进行止血,在轻微按压止血的同时,需要注意保持血管震颤的存在;如渗血较多,需打开伤口,寻找出血点并结扎止血。

(5)功能检查:术后静脉会出现震颤,能够闻及血管杂音。因此在术后,应进行多次检查,以便早期发现血栓形成,并及时处理。

(6)术后应尽量避免在内瘘手术的一侧肢体进行输液、输血以及抽血等。

(7)手术侧肢体禁止测量血压,并且在手术后2周以内,禁止术侧上肢缠止血带。

(8)术后功能锻炼:术后24 h,患者可以进行握拳以及适当的关节运动,促进血液循环,避免形成血栓。术后1周且伤口无感染、渗血,愈合良好的情况下进行握球等肌肉锻炼。每天用术侧手捏握皮球或橡皮圈数次,时间由短逐渐延长,每次由2~5 min开始逐渐延长到每次5~15 min,也可指导患者用健侧肢体轻轻压住内瘘手臂上端,使静脉血管适度扩张充盈,每日2~3次,时间由短逐渐延长至10~15 min。

(9)术后每3天换药一次,术后10~14天可以拆线,包扎敷料时不加压力。

(二)自体动静脉内瘘的使用时机及穿刺方法

1. 成熟的定义及判断标准

(1)AVF成熟的定义:指内瘘透析时易于穿刺,穿刺时渗血风险最小,在整个透析过程中均能提供充足的血流,能满足每周3次以上的血液透析治疗。

血流量不足的定义:透析时泵控实际血流量达不到200 mL/min。

(2)AVF成熟的判断

① 物理检查:吻合口闻及响亮血管杂音;瘘体段静脉供穿刺的血管条件佳,易于穿刺,可触及血管震颤。

② 测定:自然血流量超过500 mL/min,内径≥5 mm,距皮深度<6 mm。

2. 动静脉内瘘的评估与监测时机及频次

(1)物理检查(视触听):每次透析治疗时。

(2)彩色多普勒超声:每月1次。

(3)通路血流量监测:每月1次。

(4)非尿素稀释法测定再循环:每3个月一次。

(5)直接或间接静态静脉压检测:每3个月一次。

3. AVF 穿刺时机及方法

（1）建议最好在手术 8～12 周以后开始使用 AVF 穿刺,特殊情况也需至少 1 个月内瘘成熟后开始穿刺。

（2）穿刺时注意严格遵守无菌原则。

（3）穿刺顺序与方法:临床较常使用远心端到近心端进行阶梯式或扣眼式穿刺方法,避免吻合口附近穿刺。推荐动脉针向近心方向穿刺,尤其是当穿刺点接近 AVF 瘘口时。先穿刺静脉再穿刺动脉,动静脉两针间距≥5 cm,动脉穿刺点距吻合口≥3 cm。

（4）穿刺针选择:内瘘使用最初阶段,建议使用小号（17～18 G）穿刺针,较低的血流量（180～200 mL/min）,适当延缓初次穿刺时间有助于延长内瘘的寿命。

（5）透析结束后要等穿刺针完全拔出后再立即压迫 15～30 min,按压力度要适宜,以不出血且能触摸到血管震颤为宜。

4. AVF 成熟不良的处理

（1）AVF 成熟不良的定义:AVF 术后 12 周内瘘发育不良,不能满足透析需要,主要包括穿刺困难和（或）血流量不足。

（2）AVF 成熟不良的处理方法:功能锻炼;结扎静脉属支;处理（流出道）静脉或（流入道）动脉狭窄;改为近端内瘘;移植物内瘘及静脉表浅化等方法。

（三）透析治疗时自体动静脉内瘘的护理

（1）首次穿刺患者,由经验丰富的护士实施,穿刺前先与医生共同评估内瘘的成熟情况:① 每次穿刺均应视诊:内瘘侧肢体穿刺点有无红肿、渗血的情况;② 触诊:触摸血管的震颤搏动、走向深浅及管壁弹性等;③ 听诊:内瘘震颤音的强弱。评估符合后再确定进针位置。

（2）穿刺时应严格遵守无菌原则,穿刺部位消毒范围应＞10 cm,先穿刺静脉,再穿刺动脉,动脉穿刺点离内瘘吻合口＞3 cm,两穿刺点相距≥5 cm。尽可能避免动静脉穿刺在同一条血管上,以减少再循环。

（3）透析治疗过程中,每 30～60 min 观察穿刺部位有无渗血、皮下血肿,如有应及时报告医生妥善处理。

（4）穿刺肢体应注意保暖并严格制动,不能合作者则需专人看护。

（5）治疗中还应注意观察血流量、静脉压、跨膜压的变化并及时记录。

（6）妥善固定透析管路和动静脉穿刺针,防止管路扭曲、扭折、受压、针头滑脱引起出血等。

（四）拔针护理

透析结束,将无菌纱布卷或无菌棉球轻放在穿刺针上,掌握先拔后压原则,按压部位应在皮肤进针点上方 0.5 cm,做到能同时按压住皮肤穿刺点和血管穿刺点。一般按压 15~30 min,按压力度适中,以不渗血且又能触到血管震颤为宜。

(五) 健康教育

(1) 让患者及其家属了解内瘘自我维护的重要性。

(2) 保持内瘘侧手臂皮肤的清洁,每次透析前必须用温水将内瘘侧手臂清洗干净。

(3) 透析结束当日穿刺部位避免接触水,并用无菌敷料覆盖 12 h,以防感染。透析 24 h 后至下次透析前,每天两次用热毛巾敷内瘘处,沿血管走行涂抹喜辽妥药膏并按摩穿刺点、瘢痕处皮肤,有利于消除瘢痕、促进愈合、软化血管、预防血栓形成。

(4) 造瘘侧手臂避免受压,衣袖要宽松,避免佩戴过紧饰物;夜间睡觉避免造瘘侧手臂垫于枕后,尽量避免侧卧于造瘘侧手臂;造瘘侧手臂避免测血压、输液、静脉注射、抽血、提重物等。

(5) 教会患者自我判断动静脉内瘘是否通畅的方法,即用非手术侧手触摸手术侧的吻合口,如扪及震颤说明通畅;或用听诊器听诊,若可听到血管粗糙的吹风样杂音则说明通畅。告知患者动静脉内瘘检查必须每日进行 3~5 次(每日晨起、三餐饭后、入睡前),如果震颤、杂音消失,瘘管处有触痛或疼痛,应及时去医院就诊。

(6) 适当活动造瘘侧手臂,可借助握力圈等物品进行握拳锻炼。

(7) 避免造瘘侧手臂外伤,以免引起大出血。建议佩戴护腕保护,护腕松紧度适宜,不能压迫动静脉内瘘导致内瘘闭塞。有动脉瘤的患者,应采用弹性绷带加以保护,避免继续扩张及意外破裂。

(8) 内瘘侧肢体注意保暖,避免冷刺激导致的血管痉挛,内瘘血管较细或流量不足的患者尤其应注意避免冷刺激。

(9) 防止透析中及透析后低血压。合理控制体重,避免因过多脱水而引起低血压,如有低血压应及时诊疗纠正。

第十一节 脉搏指示连续心排血量监测导管护理

脉搏指示连续心排血量监测(PICCO)是将经肺温度稀释法与动脉搏动曲线分

析技术相结合,利用温度稀释法测得心排出量获取连续的心排出量及相关参数,通过分析动脉压力波形曲线下面积与心排出量存在的相互关系的一种临床应用技术。PICCO 是目前血流动力学监测的重要手段,被广泛应用于各种休克、心力衰竭、重度烧伤患者的治疗。

一、适应证

(1) 休克。

(2) 急性呼吸窘迫综合征(ARDS)。

(3) 急性心功能不全。

(4) 肺动脉高压。

(5) 心脏及腹部、骨科大手术。

(6) 严重创伤。

(7) 脏器移植手术。

二、禁忌证

(1) 出血性疾病。

(2) 主动脉瘤,大动脉炎。

(3) 动脉狭窄,肢体有栓塞史。

(4) 肺叶切除,肺栓塞,胸内巨大占位性病变。

(5) 体外循环期间。

(6) 体温或血压短时间变差过大。

(7) 严重心律失常。

(8) 严重气胸,心肺压缩性疾患。

(9) 心腔肿瘤。

(10) 心内分流。

三、置管目的

通过经肺热稀释法获得一系列临床监测指标,包括:心脏射血分数(GEF)、心功能指数(CFI)、全心舒张末期容积(GEDV)、胸腔内血容积(ITBV)、血管外肺水(EVLW)等数据,为指导危重症患者治疗提供可靠的依据。

四、置入方法

(一) 血管选择

常选择右侧颈内静脉和左侧股动脉置管。如图 11-11 所示。

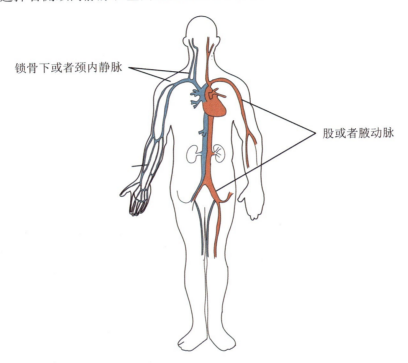

锁骨下或者颈内静脉

股或者腋动脉

图 11-11　脉搏指示连续心排血量监测(PICCO)导管置管血管示意图

(二) 置管方法

(1) 首先要熟悉仪器与导管规格型号及操作步骤(详见仪器使用说明书)。

(2) 插入中心静脉导管及温度感知接头与压力模块相连接。

(3) 插入 Pulsiocath 动脉导管,连接测压管路。

(4) 动脉导管与压力及 PICCO 模块相连接。

(5) 观察压力波形调整仪器,准备冷注射液测定心排血量。

(6) 为了校正脉波轮廓心排血量,需要完成三次温度稀释心排血量测定。

五、护理要点

(一) 导管护理

1. 严格无菌操作

医生进行穿刺时要求严格无菌操作和减少穿刺损伤,穿刺困难者可能增加感染的发生率。严格无菌操作,选择合适的消毒剂和皮肤消毒法,采用合适的敷料覆盖,可选择干燥无菌的纱布或者其他透气的敷料,一般至少每两天更换一次敷料,敷料潮湿或者渗血时要及时更换,常规消毒穿刺点周围皮肤,消毒范围应大于敷料面积,每次更换敷料时观察穿刺点周围皮肤有无红、肿、热、痛等炎症反应,如出现上述状况应及时进行处理。PICCO 留置导管时间≤10 天,若局部红肿则应通知医生予以拔除,并剪下导管头端 5 cm 送检培养。

2. 保持管道通畅

动脉导管:保证持续压力套装的压力维持在 300 mmHg,使血液不倒流至管道内,持续肝素冲洗,以防血液凝固堵管。当压力曲线异常时,应分析原因。如导管内有凝血而发生部分堵塞而波形异常,应及时抽出血块加以疏通。

中心静脉导管:要严格按时肝素钠封管和及时更换输液瓶,在不输液的情况下每 6 h 经肝素帽注射肝素钠水溶液 4 mL。

3. 妥善固定

严密观察导管情况,避免导管脱开、漏血、空气栓塞、血栓。导管固定要紧密牢固,防止脱出,换管时先夹闭后拔管确保不进气。采集动脉血时可直接从 PICCO 导管处取血,减少创伤,减轻患者痛苦,采血后及时用肝素盐水冲洗,防止管腔堵塞。

(二) PICCO 监测护理

1. PICCO 的校正

为了保持脉波轮廓分析对患者状况有更准确的监测,每 8 h 用热稀释测定一次 CO 校正。首先减少体位、输液、抽血等因素的干扰,将换能器平腋中线第四肋,输入 CVP 数据后,将 AP 调"0",为了更好地减少误差,经中心静脉导管快速注入 3 次冰盐水(<8 ℃,15 mL),仪器取 3 次热稀释 CO 的平均值作为 PICCO 的标准值,校正首次测量之前需暂停中心静脉输液 30 s 以上。

2. PICCO 波形监测

PICCO 监测的准确性除了校正外,很大程度上是由于较好的、正常的动脉脉搏波形监测方法。如果动脉波形探测上有误,会造成波形分析错误,导致治疗上偏差。护士必须对动脉压力波形密切监护,排除可能影响测定数据的因素。

3. 防止空气进入测压系统

动脉压力监测管路中有气泡,将使曲线出现异常,影响 CO 测定的准确性。在测压、取血、调试零点等操作中,要严格防止空气进入而造成动脉内的空气栓塞。

(三)病情观察

在置管过程中密切观察患者生命体征、意识、指脉氧饱和度、心律的变化等,有无置管并发症的发生,如气胸、心律失常等,发现异常立即汇报医生处理。凝血功能严重障碍患者避免锁骨下静脉置管。置管完成后检查管道连接处、三通管等是否拧紧,防止滑脱。

(四)并发症观察及护理

PICCO 动脉导管置管可发生血肿、堵塞、感染、血栓形成等并发症,影响患者预后。在穿刺过程中保证一次穿管成功是预防血肿形成的关键。血肿形成后用沙袋压迫 6～8 h。交接班时观察患者双下肢皮肤温度及色泽,触摸双足背动脉搏动,测量大小腿周径。当周径相差 2 cm 时应汇报医生,防止下肢深静脉血栓形成。PICCO 动脉导管禁止输液,采血后或导管有回血时及时冲洗导管,防止堵管的发生。发生堵管时,先抽回血后再冲管,防止血凝块冲入动脉内造成栓塞。患者尿袋放置在 PICCO 动脉导管另一侧。PICCO 动脉导管敷料遇污染时及时更换,观察体温以及穿刺处皮肤有无红、肿、热、痛等情况,如有上述情况及不明原因高热,报告医生进行处理。

(五)心理护理

PICCO 属于有创性操作,操作前向患者或家属解释说明行 PICCO 监测的意义、方法和配合要求及费用等,得到患者的理解和配合,消除其紧张恐惧心理,从而提高置管的成功率。

六、拔管

医生拔除 PICCO 动脉导管,拔管后需压迫穿刺点 15 min。压迫后,皮肤消毒待干后,无菌方纱覆盖。如压迫 15 min 仍有出血者,可用弹力绷带加压包扎,包扎不宜过紧。24 h 后解除弹力绷带。静脉拔除方法同中心静脉导管。拔管后指导患者穿刺侧下肢避免剧烈活动,注意观察有无渗血及血肿的发生。

七、非计划拔管应急处理

中心静脉及动脉非计划性拔管应急处理同相关章节内容。

第十二节　主动脉内球囊反搏泵导管护理

主动脉内球囊反搏泵（IABP）是机械辅助循环方法之一，是通过动脉系统置入一根带气囊的导管至降主动脉内左锁骨下动脉远端开口处，在心脏舒张期时气囊充气，主动脉舒张压增高，使冠状动脉血流量增加、心肌供血增加，心脏收缩前气囊排气，使主动脉压力下降、心脏后负荷下降、心脏射血阻力减小、心肌耗氧量下降，从而达到改善心功能作用的一种临时性辅助装置。

一、适应证

（1）心源性休克患者，药物治疗后难以恢复时，作为冠状动脉造影和急诊血管重建前的一种稳定措施。

（2）急性心肌梗死合并急性二尖瓣反流或室间隔穿孔时，作为冠状动脉造影和修补术前的一种稳定性治疗手段。

（3）反复发作的顽固性室性心律失常伴血流动力学不稳定。

（4）在急性心肌梗死后顽固性心绞痛发作，作为冠状动脉造影和血管重建术前的一种过渡措施。

（5）大面积心肌受累危险的患者，有血流动力学改变、左心室功能不全或有持续性缺血的表现。

二、禁忌证

明显的主动脉瓣反流和主动脉夹层。

三、置管目的

建立治疗通道,通过设备的物理作用,提高主动脉内舒张压,增加冠状动脉供血和改善心肌功能。

四、置入方法

IABP 球囊导管有两个腔,其内腔可使球囊导管沿导引钢丝插入,并用于主动脉压力的监测,充有氦气的气囊可在外腔中快速膨胀与缩小。球囊的容积有 34 mL(适用于身高低于 157 cm 的患者)和 40 mL 两种,球囊充气后的大小是主动脉直径的 80%～90%,过大会损伤主动脉,过小则反搏无效。IABP 连于床旁的小型控制器,并由患者的动脉压力曲线或心电图触发。紧急情况下,可于床旁进行操作。在球囊置入前应先预测球囊置入的长度,方法为从前胸壁的胸骨角侧至脐、再从脐侧至鞘管外口或穿刺部位的皮肤,二者距离之和即是球囊导管置入的长度。将 IABP 经股动脉途径置入降主动脉的胸段,术后立即拍床旁胸部 X 线,确定导管尖端为胸骨左缘前第二肋间隙,以免导管置入过深而损伤主动脉弓。如图 11-12 所示。

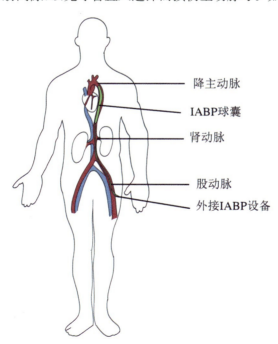

降主动脉

IABP球囊

肾动脉

股动脉

外接IABP设备

图 11-12　主动脉球囊反搏置管位置示意图

五、护理要点

（一）术前护理

（1）医生依据患者的病情进行 IABP 置入时，依据已制定护理流程，由 2 名护士快速完成手术前的患者准备和仪器、药品准备。

（2）术前应进行凝血功能和血常规检查，如果患者有贫血及血小板减少，应及时应用药物促使血小板回升达到置管指征。

（二）术中护理

配合医生麻醉及穿刺，妥善固定 IABP 导管，协助手术医师进行 X 线拍摄，确保球囊位置正确。监测患者心电变化，如有异常及时报告医生，并采取急救措施。

（三）术后护理

1. 病情观察

严密观察患者生命体征、意识状态、心排血量、心脏指数、心电图及尿量。及时动态了解水、电解质、酸碱平衡情况，严格控制输液速度和量。

2. 反搏效果观察

反搏满意的临床表现为患者神志清醒、尿量增多、中心静脉压和左房压在正常范围内、升压药物剂量大幅度减少甚至完全撤除，反搏时可见主动脉收缩波降低而舒张波明显上升是反搏辅助有效的最有力根据。必要时遵医嘱应用血管活性药物。

3. 体位管理

仰卧或床头略抬高不应超过 30°，插管侧髋关节弯曲的角度不能超过 30°，保持功能位，避免屈髋、屈膝，不能坐起，以防导管扭折或移位。留置球囊导管侧肢体制动、保持功能位。为了降低翻身移动对治疗的影响，可采用气垫床，杜绝因翻身而导致的 IABP 反搏导管扭折或移位。对长期应用 IABP 的患者，可每 2 h 向穿刺侧侧卧，但要保持穿刺侧下肢伸直，且幅度要小于 30°。

4. 导管护理

妥善固定球囊导管，用透气强力胶布将导管牢固固定于大腿内侧及膝关节上方，防止管道脱落、扭折、移位、扭曲、局部受压或缠绕过紧。搬动患者要检查导管位置，观察反搏波形。

(四) 并发症观察及护理

1. 出血

为防止血栓形成需使用抗凝治疗,气囊反复充气和放气会破坏血细胞和血小板。引起出血的主要原因包括:应激性凝血功能紊乱;用大剂量的抗凝药物;穿刺点血栓形成缓慢或血栓碎裂;鞘管与穿刺口嵌合不良等。

术后应每小时严密监测 IABP 置管部位皮肤及四肢动、静脉穿刺处周围有无血肿和皮下淤斑,术后 24 h 内使用透明敷料或中心区用小纱块伤口敷料覆盖股动脉穿刺点。股动脉穿刺处换药时,应避免封闭创口的小血栓碎块,避免小血栓脱落引发再次出血。避免反复静脉穿刺,可采用静脉留置针抽血或输液,必要时可协助医师行深静脉导管置管。在动、静脉穿刺后必须延长压迫时间,压迫时间可适当延长。监测凝血时间,每 2～6 h 监测一次,维持活化部分凝血活酶时间在 50～70 s、活化凝血时间在 150～180 s 为宜。术后应每天查血常规,监测血象及血小板计数,协助医师制订个体化抗凝方案。术后应定期观察患者神志、呕吐物、大小便的颜色,如有异常立即通知医师,同时留取标本送检。做好患者的皮肤、口腔护理,指导患者用软毛刷刷牙。遵医嘱定时使用胃黏膜保护剂,告知患者饮食宜软,保持大便通畅,同时观察用药效果,有病情变化及时告知医师。

如 IABP 置管部位少量出血,更换敷料后加沙袋压迫 6 h 可使出血停止。血肿患者在给予弹力绷带包扎及根据病情减少肝素用量后血肿吸收。股动脉穿刺点有大量渗血时,向血管内轻推鞘管尾端,使用弹力绷带交叉固定加压包扎,可使出血情况改善。消化道出血时,予以禁食并行相应的止血及护胃治疗,及时调整抗凝药物剂量,出血可以纠正。

2. 下肢动脉栓塞

原因包括导管插入时动脉斑块脱落,导管自身阻断血流,导管附着血栓、动脉损伤后引起下肢动脉栓塞,抗凝治疗不恰当,IABP 停搏时间过长及下肢被动运动欠缺。下肢动脉栓塞,表现为 IABP 术后 68 h 插管侧下肢苍白、动脉搏动减弱、皮肤温度降低等。

术后立即观察术侧下肢的血运并与对侧比较,每 30 min 观察 1 次,连续 4 次,以后每 2 h 观察 1 次。观察足背动脉搏动情况、肢端皮肤色泽、温觉及运动,如发现穿刺侧肢体温度低、颜色发白,说明肢体缺血,必要时采用血管多普勒探测血流。如出现血流波形下降,皮肤颜色青紫及足背动脉减弱,应考虑肢体缺血,并及时通知医师。患者因导管置于主动脉内压力较高,易引起血液反流至 IABP 管道,引起管道内血栓形成,故需遵医嘱持续应用肝素冲洗液冲洗 IABP 导管,用加压输液袋加压滴入,压力为 300 mmHg,保持管路肝素化,防止管腔内阻塞。如发现回血,应立即抽出 3～5 mL 鲜血,并加压冲洗 15 s,保持加压袋压力大于 300 mmHg。避免因停搏因素引起的血管栓塞,及时处理各种报警,避免 IABP 不正常工作引起停搏超过 30 min。拔出导管时应允许穿刺点喷射少量鲜血,24 h 内仍应观察穿刺点远端血运情况。保持导管的通畅,术侧肢体适当制动,以避免导管扭折致氦气气囊不能有效充盈而引起停搏。对躁动不安的患者应根据医嘱给予镇静药。加强下肢的被动运动,略抬高下肢,每 4～6 小时行功能锻炼,即拍打和按摩下肢以促进下肢血液循环。如若发生下肢缺血、坏死,病情允许的情况下尽早拔除 IABP 管道,必要时行对侧穿刺,同时给予抗凝治疗。

3. 球囊破裂

主要原因为在插入气囊导管时,尖锐物擦破气囊或气囊在扩张时压在钙化的主动脉斑块上导致气囊表面受到损伤发生小的破裂,氦气外泄,导致动脉系统气体栓塞,如果氦气通道内发现血液或气囊不再扩张就要考虑发生球囊破裂的可能。

应了解患者术前血管造影是否有斑块,术中置 IABP 管是否困难,对有上述情况者要特别留心观察每条管道,术后密切观察反搏泵是否工作正常,一旦发现有反搏压低平并且血液经反搏管流出,需立即停止反搏,快速抽吸泵内气体,并马上通知医师行撤管与再置管处理。

4. 球囊位置改变

在正常情况下,球囊上端应位于左锁骨动脉远端,下端应位于肾动脉近端水平。如果球囊的位置不当,则可能会影响腹腔干动脉或肾动脉的供血,严重时可能造成肠缺血、肠坏死、肾前性的肾功能不全。

若在床旁进行置管术,则术后应立即拍胸部 X 摄片以确定导管位置;若发现患者出现如桡动脉搏动减弱或消失、难以解释的尿量突然减少、烦躁并诉胸部突发有撕裂样疼痛等主动脉夹层的症状,应立即复查胸部 X 摄片,以确定导管是否处于正常位置。责任护士应加强巡视、做好床边交接班,经常观察和记录体外球囊管的刻度,配合医师定期通过床旁胸部 X 摄片确认球囊的位置,如位置不当应及时调整。将 IABP 股动脉穿刺部位外科缝线缝扎皮肤,打双结固定并用敷料覆盖,远端导管则用宽胶布粘贴或用绷带固定在大腿内侧避开关节处,防止患者在改变卧位时气囊导管脱落。插管一侧的肢体保持平直,不能屈曲,防止导管扭折,每次搬动患者后应检查气囊导管的位置并观察反搏波形。

5. 主动脉破裂

表现为突然发生的持续性撕裂样胸痛、血压和脉搏不稳定甚至休克等异常表现。

严密观察血流动力学指标,实时监测球囊内容量和压力,及时听取主诉。一旦发生,应立即终止主动脉内球囊反搏,撤出 IABP 球囊导管,并协助医生急救处理。

6. 感染

IABP 术为介入性治疗,操作时间长、损伤大、患者病情较重。因此,控制感染在 IABP 术后非常重要。感染可表现为穿刺点局部红、肿、热、痛和渗液等,也可以表现为发热、败血症等全身感染症状。原因可能为:循环淤血,长期卧床,免疫力下降;介入性操作穿刺点渗血;无菌操作不严格等。

术中严格执行无菌操作。伤口的护理过程中严格遵守无菌操作规程。通常将患者安排在 ICU 病房,严格控制人员探视。应注意保持病室的整洁,每日用紫外线或空气消毒机消毒。由于抗凝治疗,容易引起置管处渗血,可用透明敷料代替纱布敷料以便于局部观察有无红、肿、热、痛和渗液情况。IABP 置管处为腹股沟,由于置管患者病情较重均在床上进行排泄,穿刺口离尿道口较近,当有尿液外溢时易引起伤口污染,若被血液、尿液污染要及时换药,及时更换汗湿、尿湿的衣裤并保持床铺的清洁干燥。护理操作中应严格遵守无菌操作原则、定时换药、遵医嘱预防性使用抗生素并定期监测体温和血象。

当导管局部出现红、肿、热、痛或有分泌物时提示有感染的可能,如穿刺点有白色分泌物需取分泌物作培养,并及时、彻底将分泌物清除。患者出现不明原因的高热、全身乏力、寒战等症状时,应抽取外周静脉血和中心静脉血做培养,并根据培养结果遵医嘱选用敏感抗生素。

六、拔管

(一) 指征

心功能恢复,无留置导管治疗需求;导管失去功能,如堵管等。

(二) 拔管方法与拔管后观察及护理

(1) 撤机应逐渐进行,由 1∶1(气囊充气∶心率)改为 1∶2 或 1∶3。若各方面情况稳定,则可停机。在撤气囊导管前气囊必须继续工作,避免 1∶3 IABP 工作>8 h 或停搏超过 30 min 以防止气囊上血栓形成。

(2) 拔管前,停用肝素抗凝 4∼6 h,ACT 降至 180 s 以下时拔管。同时予气囊排气。

(3) 拔管后让血液从穿刺点冲出几秒或 1∼2 个心动周期,以清除血管内可能存在的血栓碎片。

（4）穿刺点上方（近心端方向）压迫止血 30 min，确认止血后再用 2 kg 沙袋压迫 8～10 h，下肢制动 24 h 方可活动。

（5）拔管后应立即检查肢体远端动脉搏动和血流动力学情况等，发现异常及时报告医生处理。

七、非计划拔管应急处理

部分脱出不可以将其回插，应立即用无菌敷料覆盖，报告并协助医生处理。如完全滑脱，应立即压迫穿刺点，防止出血，监测血流动力学情况，其他处理同拔管方法与拔管后观察及护理。

第十三节　体外膜肺氧合导管护理

体外膜肺氧合（ECMO）是一种高级呼吸循环支持技术，其原理是经导管通过血泵驱动，将静脉血引到体外并经过膜式氧合器，再将氧合后的动脉血液经导管输回体内动脉或静脉，以起到心肺替代作用，是严重呼吸衰竭、心源性休克等患者的重要支持治疗方法。

一、适应证

（1）心脏术后因心肌顿抑导致心力衰竭，不能脱离体外循环。

（2）心脏术后出现肺水肿或合并可逆性的肺高压。

（3）心肌炎、心肌梗死等所致急性心力衰竭。

（4）心脏移植或心室机械辅助装置置入前、肺移植围术期的辅助治疗。

（5）心、肺移植术后心、肺功能不全或肺高压危象。

（6）各种原因引起的严重急性肺损伤。

（7）药物或呼吸机治疗无效的新生儿顽固性肺动脉高压。

（8）应用于某些气管手术和神经外科等手术。

（9）各种原因导致的心跳呼吸骤停行心肺脑复苏时的辅助手段。

二、禁忌证

（1）合并严重感染的患者不建议使用该治疗支持。

（2）心肺功能无恢复可能性的患者，单纯通过 ECMO 支持将无法从根本上解决问题。

（3）严重的先天性肺发育不良，严重的膈肌发育不良的患者。

（4）各类恶性肿瘤的患者。

（5）抗凝禁忌者。

（6）潜在的中重度慢性肺部疾病。

（7）高龄多脏器功能衰竭综合征。

（8）无法控制的代谢性酸中毒。

（9）中枢神经系统损伤。

（10）重度免疫抑制。

三、建议应用指征

（一）ECMO 的循环支持指征

（1）心脏排血指数<2.0 L/(m^2·min)已达 3 h 以上。

（2）代谢性酸中毒，BE<-5 mmol 已达 3 h 以上。

（3）平均动脉压过低，新生儿低于 40 mmHg，婴幼儿低于 50 mmHg，儿童和成人低于 60 mmHg。

（4）尿量<0.5 mL/(kg·h)。

（5）心脏手术后，仍需使用大剂量血管活性药物，难以脱离体外循环支持。

（6）心跳呼吸骤停，行传统心肺复苏术 20 min 内，不超过 60 min。

（二）ECMO 的呼吸支持指征

（1）肺氧合功能障碍，$PaO_2<50$ mmHg 或 $D_{A-a}O_2>620$ mmHg。

（2）急性肺损伤患者，$PaO_2<40$ mmHg，pH<7.3 已达 2 h。

（3）机械通气 3 h 后，$PaO_2<55$ mmHg(FiO_2 1.0)，pH<7.3。

（4）机械通气期间出现严重气道损伤。

四、置管目的

建立治疗通道,通过膜肺(人工肺)和血泵(人工心脏)的工作,可以对重症心肺功能衰竭患者进行长时间心肺支持,为危重症的抢救赢得宝贵的时间。

五、置入方法

(一)术前准备

(1)明确适应证。

(2)明确 ECMO 支持的方式和途径。

(3)由体外循环医师、外科医师、ICU 医师和护士组成 ECMO 工作小组,分工明确。

(4)器材准备。目前常用的 ECMO 系统:德国 Maquet 公司的 PLS/HLS、Medos公司的 DELTASTREAM DP3,美国 Medtronic 公司的 Bio-Medicus PBS,英国 LivaNova 公司的 SORIN SCPC5,日本 Turemo 公司的 Capiox-EBS。

(5)膜式氧合器:主要有中空纤维氧合器、硅胶氧合器 2 种。

(6)血泵:滚压泵适合于儿童及新生儿输入流量较低者;离心泵适合于成人使用。

(7)插管及管道系统:目前多采用肝素涂抹的管道材料,延长使用时间。

(8)变温水箱:维持血温恒定。

(9)监测系统:包括 ACT、动静脉血氧饱和度、氧合器跨膜压差、静脉管路负压监测等。

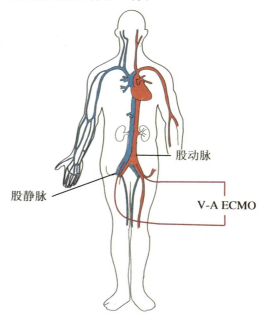

(二)置管方法

1. 静脉-动脉 ECMO(V-A ECMO)

同时支持循环和呼吸功能,维持较高的动脉血氧分压,为患者提供足够的氧供和有效的循环支持,辅助时间一般为 5 天左右。如图 11-13 所示。

图 11-13　V-A ECMO 导管留置血管示意图

（1）股静脉-股动脉：适用于成人或体重较大的儿童。存在上半身冠状动脉和脑组织灌注不充分的缺点。

（2）颈内静脉-颈动脉：常用于婴幼儿。不足之处是非搏动灌注成分较多，血流动力学不易保持稳定。

（3）右心房-升主动脉：插管及撤除操作复杂，但由于在主动脉根部灌注，有利于改善心肌供血。

2. 静脉-静脉 ECMO（V-V ECMO）

适用于肺部病变，仅需要呼吸功能支持的患者，代替肺功能氧合血液，辅助时间一般为 10 天左右。插管位置一般采用右颈内静脉-右股静脉。如图11-14所示。

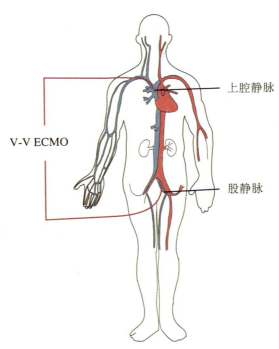

图 11-14　V-V ECMO 导管留置血管示意图

六、护理要点

（一）导管安全护理

（1）用多层透明抗菌敷料固定覆盖穿刺点，便于观察穿刺处切口渗血、渗液情况及管路有无移位；穿刺部位应每天换药，观察伤口是否肿胀与渗血；严格评估

ECMO 导管位置及刻度，以免置入过深而发生涡流或意外脱出。

（2）用一层透明敷料二次固定管路于大腿上，维持管道长度且松紧适宜，预留出翻身等活动长度，翻身时专人固定管道。减少非必要操作，避免置管侧操作，减少牵拉、返折、脱出的危险性。

（3）随时检查管道连接是否良好，环路中所有的连接口是否完整、紧密，并检查环路中有无渗血、凝血、气泡，氧合器有无血浆渗出等。

（4）严禁在管路上加药、输液、输血及抽取血标本等。

（5）每次翻身后或外出检查回病房，应全面评估泵管的安全情况，防止导管扭折致血流不畅，或压在身下导致医疗器械相关性压力性损伤的发生。

（二）监护要点

（1）ECMO 管理小组负责 ECMO 的系统调试、运行管理及紧急情况处理。

（2）ECMO 刚开始的 15 min 应尽量提高灌注流量，机体缺氧改善后，根据心率、血压、中心静脉压等调整最适流量，并根据血气分析结果调整酸碱及电解质平衡。心、肺功能恢复后逐渐降低流量，直至脱离 ECMO。灌注流量以全身流量的 50% 为佳，机体所欠氧债多时可适当增加流量。流量过大可增加血液里的细胞破坏。ECMO 期间血压可偏低，特别是在 ECMO 初期。ECMO 辅助过程中平均动脉压维持在 6.6～7.9 kPa（50～60 mmHg）即可。组织灌注的情况主要根据静脉血气、经皮血氧饱和度来评估。

（3）低频低压呼吸机辅助呼吸，常采用的呼吸频率为 5～10/min，通气量为 7～10 mL/kg，吸入氧浓度 21%～40%，峰值压力 2.0～2.4 kPa，根据实际情况调整。定期膨肺，以防止肺不张和肺炎。氧供和氧耗的比值一般情况维持在 4∶1。如果动脉血氧合完全，机体的代谢正常，最佳的静脉血氧饱和度应为 ±70%。氧供明显减少时，氧耗量也会下降，并伴有酸中毒、低血压等。定时检测患者血气情况，PaO_2 维持在 10.6～15.9 kPa（80～120 mmHg），$PaCO_2$ 维持在 4.6～5.9 kPa（35～45 mmHg）。

（4）抗凝治疗，ECMO 全程使用肝素抗凝。肝素首剂（插管前）50 U/kg；辅助开始后每小时追加 5～30 U/kg，使 ACT 维持在 160～200 s。适当应用止血类药物，如氨基己酸、抑肽酶，以减少出血。

（5）补充血容量，维持水、电解质平衡。新生儿及儿童维持 HCT 在 35%～40%，成人维持 HCT 在 30%～35%。维持胶体渗透压 20～24 mmHg。及时补充血小板及凝血因子，使血小板 $>5\times10^9$/L，纤维蛋白原 >100 mg/dL。ECMO 辅助期间过多的水分应尽量由肾脏排除，可用呋塞米（速尿）、依他尼酸（利尿酸）、丁脲胺、甘露醇等促进肾脏排尿，使尿量 >1 mL/（kg·h）；也可用人工肾滤水。同时应重视机体水分的丢失,及时补充。高钠血症时可考虑零平衡超滤。

（6）维持患者处于镇静、镇痛状态,减少对患者的精神刺激。

（7）应用广谱抗菌药物预防感染。注意无菌操作及清洁护理。

（8）ECMO 辅助期间尽量减少血管活性药物用量,以使心脏得到充分休息。同时禁用脂性药物,如异丙酚、脂肪乳等,以减少膜式氧合器功能下降的风险。

（9）注意泵、管的维护。离心泵底座有时因发热易出现血栓。当离心泵转数与流量不相符、出现血红蛋白尿等情况时,提示可能有血栓形成,此时可用听诊器听到泵运转声音异常,目视下血栓表现为管路表面颜色深暗且不随血液移动的区域。静脉管路引流不畅时,管道会出现抖动。管道内负压过高（> -30 mmHg）时易出现溶血。对负压管道系统进行操作时,必须先停泵。长时间 ECMO 辅助,当膜式氧合器出现血浆渗漏、气体交换不良、栓塞或患者出现严重血红蛋白尿时,应及时更换膜式氧合器。更换氧合器和管道应事先设计好流程和应急预案,减少可能出现的意外风险,循环管道上应预留有排气的循环通路。

（10）ECMO 为短期心、肺辅助手段,一般支持 4~5 天后要考虑更换膜式氧合器和管道。随辅助时间延长,并发症增加。

（11）ECMO 期间如出现特殊情况,需停止循环紧急处理,首先应钳夹动、静脉管路,开放管路桥;接着将呼吸机设置增加至全支持;排除和更换故障部位;快速评估是否需要重新开始 ECMO 支持。

（三）并发症观察及护理

1. 出血

出血是最常见的并发症。体外循环时穿刺插管比较粗,创面相对较大,血液在体外与大量非生理的异物表面接触,需要全身或者部分抗凝,高速旋转的离心泵和血液净化的卷轴泵对红细胞和血小板具有破坏作用。最常见的出血部位是手术切口和插管部位。密切监测全血活化凝血时间（ACT）,初始阶段 0.5~1 h 监测,24 h后 1~2 h 监测一次或根据病情需要监测,并及时调整肝素用量,维持 ACT 在 180~220 s。需要密切观察有无出血情况,包括颅内出血、气道、胃肠道、穿刺处有无出血,观察神志瞳孔变化,监测实验室检查,减少侵入操作,及时对症处理。

2. 感染

患者住院时间久,免疫功能下降,全身管道较多,特别是血管内置管,创伤大,侵入性操作多,加上有创机械通气等,极其容易感染。最常见的感染部位是呼吸道及肺部,其次是泌尿道和血流感染。因此需要对环境物品表面进行管理,有条件的安排单间病房、限制探视、定时物品表面消毒、加强呼吸机相关性肺炎的防控、调理胃肠道菌群。操作时强化无菌观念,定时观察局部伤口情况、有无感染征象,发现异常及时处理。

3. 栓塞

进行体外循环治疗时,若管路预冲排气不彻底,管路接口不封闭和接口脱落造成管路进气,气泡会随着血流进入体内发生空气栓塞,造成严重后果。所以,在体外循环管路安装时,需要连接紧密,接口处妥善固定并保持密闭。预冲时,需要彻底排气和高流量的内循环,必要时需要轻轻拍打滤器和膜肺以排气。上机治疗前,反复查看管路,确保管路气体充分排出。另外,血液在体外与大量非生理的异物表面接触,虽然有持续抗凝,但仍然不可避免地形成血栓,特别是管道接口、膜肺和滤器边缘等血流较慢处。当血栓脱落时,造成栓塞,严重的可导致肺栓塞和脑栓塞。需要密切观察体外循环管路有无深色血栓形成,特别是回输端。监测凝血指标,观察肢体的血运情况和功能,必要时需要做影像学检查以判断有无栓塞。

4. 血栓

由于 ECMO 管道较粗,对下肢的血供有一定的影响,若穿刺处有渗血,局部还需包扎压迫止血,也会影响下肢血供,因此,应每小时观察肢体末梢循环状况,包括皮肤温度、色泽及动脉搏动情况,一旦皮肤温度变凉、色泽变暗或者动脉搏动变弱甚至消失,应立即报告并配合医生予相应处理。为了维持体外循环和安全管理,需对患者镇静镇痛,四肢约束,下肢肢体制动,予加强局部保暖及足跟皮肤保护。定期做下肢血管超声,监测有无下肢血栓形成。ECMO 治疗期间需要肝素全身抗凝,维持 ACT 在 160～200 s,APTT 在生理值的 1.5 倍左右,减少血栓形成。

七、拔管

(一)指征

(1)ECMO 灌注流量减少至机体正常血流量的 10%～25%,血流动力学仍维持稳定。

(2)血管活性药物用量不大,且依赖性小。

(3)心电图无心律失常或心肌缺血的表现。

(4)X 线胸片正常,肺顺应性改善,气道峰压下降。

(5)膜式氧合器的吸入氧浓度已降至 21%,机械通气的 $FiO_2 < 50\%$,$PIP < 30\ cmH_2O$,$PEEP < 8\ cmH_2O$,而血气正常。

(6)在 ECMO 支持 7～10 天后有下述情况时,应终止并撤除辅助:不可逆的脑损伤、顽固性出血、肺部出现不可逆损害、其他重要脏器功能严重衰竭。

（二）方法及护理

拔管前，停用肝素抗凝 4～6 h，ACT 降至 180 s 以下时拔管。拔管后压迫穿刺部位 30 min，确认止血后再用 2 kg 沙袋压迫 8～10 h，下肢制动 24 h 方可活动。

拔管后立即检查肢体远端动脉搏动和血流动力学情况等，如发现异常及时报告医生并协助处理。

八、非计划拔管应急处理

部分脱出不可以将其回插，应立即用管道钳夹闭管道，机器停机，穿刺处用无菌敷料覆盖，床边监护，请其他人员立即报告并协助医生紧急处理。如完全滑脱，应立即夹闭管道，机器停机，充分压迫穿刺点，防止出血，监测病情，如意识、血流动力学及呼吸情况，配合医生急救处理。

参考文献 ✚

［1］ 李乐之,路潜.外科护理学[M].北京:人民卫生出版社,2017.

［2］ 谢红珍.临床管道护理观察[M].北京:科学出版社,2016.

［3］ 李小寒,尚少梅.基础护理学[M].北京:人民卫生出版社,2017.

［4］ 武淑萍,杨晶.老年人工气道护理管理规范[M].北京:科学出版社,2018.

［5］ 刘新民.中华医学百科大辞海:内科学(第一卷)[M].北京:军事医学科学出版社,2008.

［6］ 何冰娟,王慧.临床管道护理作业指导[M].北京:中国医药科技出版社,2019.

［7］ 魏丽丽,庞旭峰,黄霞.临床实用管路护理实践[M].北京:科学出版社,2017.

［8］ 丁炎明.泌尿外科护理工作指南[M].北京:人民卫生出版社,2017.

［9］ 刘玲,何其英,马莉.泌尿外科护理手册[M].北京:科学出版社,2017.

［10］ 丁炎明,谢双怡.北京大学第一医院泌尿外科护理工作指南[M].北京:人民卫生出版社,2016.

［11］ 王慧琴,金静芬.护理技术规范与风险防范流程[M].杭州:浙江大学出版社,2010:169.

［12］ 范玲.新生儿护理规范[M].北京:人民卫生出版社,2019.

［13］ 杨晓霞.临床管道护理学[M].北京:人民卫生出版社,2006.

［14］ 丁淑贞,姜秋红.泌尿外科临床护理[M].北京:中国协和医科大学出版社,2016.

［15］ 吴欣娟,高娜.骨科护理工作指南[M].北京:人民卫生出版社,2016.

［16］ 张玉侠.实用新生儿护理学[M].北京:人民卫生出版社,2015.

［17］ 胥少汀,葛宝丰,卢世璧.实用骨科学[M].郑州:河南科学技术出版社,2019.

［18］ 袁静.血液净化护理培训教程[M].杭州:浙江大学出版社,2019:15-23.

［19］ 向晶,马志芳,肖光辉.血液透析用血管通路护理操作指南[M].北京:人民卫生

出版社,2015:18-40.

[20] 郑红云,郎黎薇,汪慧娟,等.133 例慢性硬膜下血肿患者行钻孔引流术的护理[J].中华护理杂志,2012,47(4):355-356.

[21] 卞伶玲,霍小鹏,李子榕,等.神经外科各种引流管的观察及护理进展[J].中国实用护理杂志,2007(35):63-65.

[22] 刘宏雨.侧脑室引流在 68 例脑室出血患者中的应用及护理[J].中华护理杂志,2005(7):516-518.

[23] 羊书勇,郑维银,李晨军,等.颈淋巴清扫术后不同负压引流管放置方式的对比试验[J].西南国防医药,2016,26(3):298-300.

[24] 张淑彩,郭静,许静.头颈恶性肿瘤术后同一创腔多处负压引流的护理[J].护理实践与研究,2016,13(18):104-105.

[25] 马茜.真空高负压引流瓶在头颈肿瘤外科术后的应用[J].天津护理,2013,21(5):405-406.

[26] 郑丽娜,赵文睿,王辉丽,等.PICC 置管致上肢静脉血栓形成的护理[J].中国急救复苏与灾害医学杂志,2012,7(1):93-94.

[27] 陈芳娟.机械通气患者的气管插管护理[J].中华现代护理学杂志,2005,2(19):12.

[28] 高峰.人工气道吸痰导管插入深度的临床研究[J].齐鲁护理杂志,2006,12(3):209.

[29] 张秀霞.气管插管术的配合与护理[J].临床和实验医学杂志,2009,8(2):155.

[30] 全清霞,林碎钗,林跃跃,等.气管插管患者意外拔管的原因分析和护理对策[J].解放军护理杂志,2006(5):44-45.

[31] 关畅.无黏胶泡沫敷料在气管切开切口换药中的应用效果观察[J].蚌埠医学院学报,2017,42(9):1277-1278.

[32] 刘佳,于瑞英,陈锦,等.敷料更换过程疼痛对切口愈合速率的影响[J]解放军护理杂志,2011,9(28):22

[33] Chanques G,Contantin J M,Sauter M,et al. Discomfort associated with under-humidified high-flow oxygen therapy in critically ill patients[J]. Intensive Care Med,2009,35(6):996-1003.

[34] Chikata Y,Izawa M,Okuda N,et al. Humidification performances of two high flow nasal cannula devices:a bench study[J]. Respir Care,2014,59(8):1186-1190.

[35] Oto J,Nakataki E,Okuda N,et al. Hygrometricproperties of inspired gas and oral dryness in patients with acute respiratoryfailure during noninvasive ventilation[J]. Respir Care,2014,59(1):39-45.

[36] Ritchie J E, Williams A B, Gerard C, et al. Evaluation of a humidified

nasalhigh-flow oxygen system, using oxygraphy, capnography and measurement of upper airway pressures[J]. Anaesth Intensive Care, 2011(39):1103-1110.

[37] 赵唯,李想,张军卫,等.颈脊髓损伤气管切开术后拔管指征及延迟、失败原因探讨[J].临床误诊误治,2014,27(5):61-63.

[38] 蓝惠兰,邓旭萍,陈瀚熙,等.机械通气呼吸湿化器湿化研究进展[J].护理学杂志,2013,28(13):94-97.

[39] 黄朝芳,王小为,陈鸣凤.心脏术后心包纵隔引流管的观察及护理[J].海南医学,2010,21(2):132-133.

[40] 黄晓云,罗恒秀,江炳贞,等.胸腔闭式引流规范化护理方案的制订与应用[J].中华护理教育,2019,16(6):446-449.

[41] 赵敏,董清.持续胸腔闭式引流脱管的原因分析及对策[J].临床肺科杂志,2010,15(12):1786-1787.

[42] 李莉,夏柳勤,朱明丽.体外循环术后心包纵隔引流管的无缝隙管理[J].护理学报,2012,19(4):51-53.

[43] 胡延秋,程云,王银云,等.成人经鼻胃管喂养临床实践指南的构建[J].中华护理杂志,2016,51(2):133-141.

[44] 王宝蓉.气管插管患者经口留置胃管的护理效果观察[J].实用心脑肺血管病杂志,2013,21(4):158-159.

[45] 王小玲,蒋雪妹,戴垚.鼻肠管的运用及护理研究进展[J].中华护理杂志,2014,49(12):1506-1510.

[46] 吴莉君,李彩玲,唐裕芳.ERCP术后鼻胆管引流的护理[J].现代消化及介入诊疗,2011,16(1):62-63.

[47] 魏丽.内镜下留置鼻胆管引流术后并发症的观察及护理[J].实用临床医药杂志,2009,5(6):18-19.

[48] 郭丽,蒋锦,朱婷婷,等.ERCP术后鼻胆管引流149例临床护理体会[J].中华全科医学,2014,12(1):142-143.

[49] 李玉民,毛杰.腹腔引流在外科感染防治中的合理应用[J].中国实用外科杂志,2016,36(2):143-146.

[50] 伍晓汀,周勇.腹腔引流管的正确选择和合理应用[J].中国实用外科杂志,2005(1):38-39.

[51] 马蓉,孙正伟,马杰,等.妇科恶性肿瘤术后行盆腔引流管置入效果的Meta分析[J].中国临床保健杂志,2015,18(5):476-480.

[52] 文丽丽,刘湘林,李玲,等.63例急性胆囊炎B超引导下经皮经肝胆囊穿刺置管引流护理体会[J].西南军医,2006(3):119.

[53] 严健芬,谭庆红,魏道儒,等.改良乒乓球法固定三腔二囊管临床应用效果观察[J].护理研究,2015,29(25):3145-3146.

[54] 孙传涛,童强,李胜保,等.三腔二囊管插入及固定方法的改良[J].临床急诊杂志,2013,14(9):410-411,414.

[55] 李春雷,邹盛海,易广新,等.超声定位联合 X 线引导下经皮经肝穿刺胆管引流术治疗恶性梗阻性黄疸[J].中国普通外科杂志,2015,24(2):185-189.

[56] 阳秀春,秦月兰,胡进晖,等.延续性护理模式在经皮肝穿刺胆道引流患者的应用[J].介入放射学杂志,2017,26(2):180-183.

[57] 杨晓华.PTCD 治疗恶性梗阻性黄疸的观察和护理[J].实用临床医药杂志,2012,16(18):13-14.

[58] 陈杰桓,张伟娜,莫志康,等.超声引导下 PTCD 并发症的防治策略[J].中华肝脏外科手术学电子杂志,2019,8(4):344-348.

[59] 郭彩霞,陆凤清,张萍,等.肠造口术的现状与护理进展[J].现代生物医学进展,2010,10(16):3195-3197.

[60] 李冰,周平红,姚礼庆,等.内镜黏膜下剥离治疗结直肠黏膜病变术后肛管引流减压疗效分析[J].中国实用外科杂志,2017,37(7):802-805.

[61] 邓娴,赵黎明,国希云.一次性肛管低负压引流在大便失禁患者中的应用[J].齐鲁护理杂志,2013,19(5):40-41.

[62] 李艳芬.60 例低位直肠癌 Dixon 手术患者的肛管减压护理[J].现代医院,2011,11(3):81-82.

[63] 沈芳,巢花香,郑美春.中低位直肠癌保肛术后肛管减压的护理[J].现代临床护理,2012,11(8):48-49.

[64] 董雪成,陆俊杰.陈方,等.永久性膀胱造瘘管更换及管理的标准化探讨[J].中华全科医学,2012,10(9):1478-1479.

[65] 高彦,马社君,邢保娥.150 例肾多发结石经皮肾镜超声碎石术后肾造瘘管的护理[J].中华护理杂志,2013,48(6):496-498.

[66] 陆荣枢,蔡慧,潘小蔓.输尿管内支架管常见并发症发生原因分析与护理对策[J].护理实践与研究,2016,13(10):77-78.

[67] 徐闯,刘明廷,戚大春,等.人工全髋关节置换术后关节腔引流管留置与管理方案的现状[J].中国矫形外科杂志,2017,25(6):530-533.

[68] 马虹,孙强,田卓民.负压封闭引流技术在 42 例难治性压疮患者中的应用[J].中华护理杂志,2010,45(8):696-697.

[69] 于素红.VSD 引流术在骨科应用中的全方位的护理[J].中国医学创新,2010,7(35):123-124.

［70］ 杨帆,白祥军.负压封闭引流(VSD)技术在各类创面的应用研究进展[J].创伤外科杂志,2011,13(1):82-85.

［71］ 孙丽媛,刘素珍.静脉留置针在我国的临床应用及护理进展[J].齐鲁护理杂志,2008(11):47-49.

［72］ 杨佳,王梅林,许红梅,等.肝素钠封管液预防静脉留置针相关并发症效果的Meta分析[J].循证护理,2017,3(4):293-297.

［73］ 董方方,杨巧芳,白姗.中等长度导管临床应用的研究进展[J].护理实践与研究,2018,15(12):32-34.

［74］ 王银萍.使用中长静脉导管进行输液治疗的护理及观察[J].护理研究,2011,25(21):1932-1933.

［75］ 胡明明,沈小芳,顾平,等.国外中等长度导管的应用研究及启示[J].护理学报,2015,22(12):33-35.

［76］ 中国研究性医学会护理分会.静脉中等长度导管临床应用专家共识[R].2019.

［77］ 王志刚,邵明华,白丽琼.颈内静脉穿刺置管相关问题研究进展[J].人民军医,2019,62(2):184-188.

［78］ 张红,马淑玲,董静,等.PICC置管导管异位的发生情况及相关因素分析[J].护理管理杂志,2011,11(3):203-204.

［79］ 李文洲,许为金,陈海燕,等.妇科肿瘤患者PICC导管异位相关因素分析及处理[J].护士进修杂志,2014,29(4):379-381.

［80］ 梅思娟,段培蓓.PICC脱出的预防研究进展[J].护理学杂志,2011,26(5):90-93.

［81］ 田爱萍.PICC置管后静脉血栓形成的护理干预[J].护士进修杂志,2013,28(13):1230-1231.

［82］ 王辉,丁玲,胡秀娟,等.超声引导下肘上PICC置管术在肿瘤患者中的临床应用[J].护理实践与研究,2019,16(8):156-157.

［83］ 张进泓,罗凤.外周植入式静脉输液港并发症50例分析与处理[J].中国实用外科杂志,2019,39(11):1216-1220.

［84］ Ruesch S,Walder B,Tramer M R.Complications of central venous catheters:internal jugular versus subclavian access:a systematic review[J].Crit Care Med,2002,30(2):454-460.

［85］ Ignatov A,Hoffman O,Smith B,et al.An 11-year retrospective study of totally implanted central venous access ports:complications and patient satisfaction[J].Eur J Surg Oncol,2009,35(3):241-246.

［86］ 周涛,唐甜甜,李云涛,等.植入式静脉输液港两种不同植入方式对比研究(附2897例分析)[J].中国实用外科杂志,2015,35(7):753-755.

［87］ 蒋清云,李蓉梅.手臂输液港在乳腺癌化疗患者中的应用现状[J].护士进修杂志,2019,34(2):132-135.

［88］ 阳彩红.以人文关怀为依托的延续性护理对动静脉内瘘术病人居家休养的干预效果观察[J].蚌埠医学院学报,2019(9):1282-1285.

［89］ 吴新莲,唐业莹,杨慧.血液净化患者高位动静脉内瘘的护理体会[J].广西中医药大学学报,2013,16(4):92-93.

［90］ 廖静.125例血液透析患者动静脉内瘘的护理体会[J].中国药物经济学,2013(2):352-353.

［91］ 龚丽娜,王淑清,颜明.彩色多普勒超声在尿毒症血液透析病人自体动静脉内瘘的术前目标血管选择及术后内瘘通道检测中的应用[J].安徽医药,2019,23(9):1852-1854.

［92］ Force F D A T. Precautions necessary with central venous catheters[J]. FDA Drug Bulletin,1989(19):5.

［93］ Barrington K J. Umbilical artery catheters in the newborn:effects of heparin[J]. Cochrane database of systematic reviews,1999(1).

［94］ 刘结芳,申艳,李韶南.桡动脉置管行有创血压监测在抢救急性心力衰竭中的应用及护理[J].广州医药,2013,44(2):71-73.

［95］ 邵鹏,刘清,蒋燕勤.主动脉内球囊反搏常见并发症的护理研究进展[J].上海护理,2018,18(3):50-53.

［96］ 许涛,盛晓华,崔勇平,等.CRRT在脓毒血症急性肾损伤患者救治中的临床研究[J].中国血液净化,2013,12(12):646-650.

［97］ Gorski L A,Hadaway L,Hagle M E,et al. Infusion therapy standards of practice[J]. J Infusion Nurs,2016,39(S1):S1-S159.

［98］ 张慧,宗志勇,胡秀英.CRRT患者导管相关血流感染的研究现状及进展[J].中国感染控制杂志,2019,18(6):593-599.

［99］ Marschall J,Mermel L A,Fakih M,et al. Strategies to prevent central line-associated bloodstream infections in acute care hospitals:2014 update[J]. Infect Control Hosp Epidemiol,2014,35(7):753-771.

［100］ 朱金星,齐栩,刘扣英.肺动脉漂浮导管在肺动脉高压患者应用的护理[J].实用临床医药杂志,2014,18(18):1-3,7.

［101］ 王乔硕.心脏瓣膜置换术后患者应用Swan-Ganz导管的临床观察与护理[J].天津护理,2014,22(1):41-42.

［102］ 朱启刚,陈强.漂浮导管在ICU中的应用及观察[J].中国现代医学杂,2009,19(21):3349-3350,3355.

[103]　林琼瑜,杨满青,程云清,等.心脏疾病并存肺动脉高压手术患者应用漂浮导管的护理[J].护理学杂志,2012,27(10):41-43.

[104]　李志伟,李晓延.肺动脉漂浮导管监测指导治疗与危重患者预后研究进展[J].医学综述,2010,16(2):251-253.

[105]　蒋争艳,张玲.集束化护理在 ICU 留置 PICCO 动脉导管病人中的应用[J].循证护理,2017,3(6):622-624.

[106]　梁军,庞晓军,杜正隆.体外膜肺氧合疗法研究进展[J].现代预防医学,2011,38(5):999-1001.

[107]　张春艳,王淑芹,权京玉,等.5 例应用体外膜肺氧合治疗重症急性呼吸窘迫综合征的护理[J].中华护理杂志,2011,46(1):46-48.

[108]　傅丽琴.体外膜肺氧合技术在危重患者中的应用和护理[J].护理与康复,2011,10(5):387-389.

[109]　梅花,贺晓春,何婧,等.脐静脉置管术在危重新生儿中的应用[J].四川医学,2016,37(2):230-232.

[110]　蔡玉桃,郭晓萍,刘会.新生儿脐静脉导管留置方法的安全性研究[J].护理研究,2020,34(11):2009-2011.

[111]　张丽娟,张惠婷,黄中英,等.巨大恶性乳腺分叶状瘤围手术期护理[J].中国实用护理杂志,2015,31(32):2447-2450.

[112]　高晓薇,李晓萍,罗玫,等.宫腔粘连分离术后宫腔球囊引流袋更换时间的随机对照研究[J].中华护理杂志,2017,52(8):901-904.

[113]　吴汉霞,付玲,刘莉.经宫腔电切镜手术治疗宫腔粘连患者的护理[J].护理学杂志,2013,28(22):35-36.

[114]　李春燕.美国 INS 2016 版《输液治疗实践标准》要点解读[J].中国护理管理,2017,17(2):150-152.

[115]　中国医院协会血液净化中心分会血管通路工作组.中国血液透析用血管通路专家共识(第 2 版)[J].中国血液净化,2019,18(6):366-370.

[116]　国家心血管病中心,中国医学科学院护理理论与实践研究中心,中华护理学会重症专业委员会.冠状动脉旁路移植术后置入主动脉内球囊反搏护理专家共识[J].中华护理杂志,2017,52(12):1432-1439.

[117]　中华护理学会静脉输液治疗专业委员会.临床静脉导管维护操作专家共识[J].中华护理杂志,2019,54(9):1334-1342.

[118]　中华医学会呼吸病学分会呼吸治疗学组.成人气道分泌物的吸引专家共识(草案)[J].中华结核和呼吸杂志,2014,37(11):809-811.